DE L'ÉTRANGLEMENT

DES

HERNIES CRURALES

PAR L'ANNEAU CRURAL

PAR

LE DOCTEUR BAX

ANCIEN INTERNE EN MÉDECINE ET EN CHIRURGIE DES HOPITAUX DE PARIS

MÉDAILLE DE BRONZE DE L'ASSISTANCE PUBLIQUE.

PARIS

LEFRANÇOIS, LIBRAIRE

9 ET 10, RUE CASIMIR-DELAVIGNE

1869

DE L'ÉTRANGLEMENT

DES

HERNIES CRURALES

PAR L'ANNEAU CRURAL

Paris. — Typographie HENNUYER ET FILS, rue du Boulevard, 7.

DE L'ÉTRANGLEMENT

DES

HERNIES CRURALES

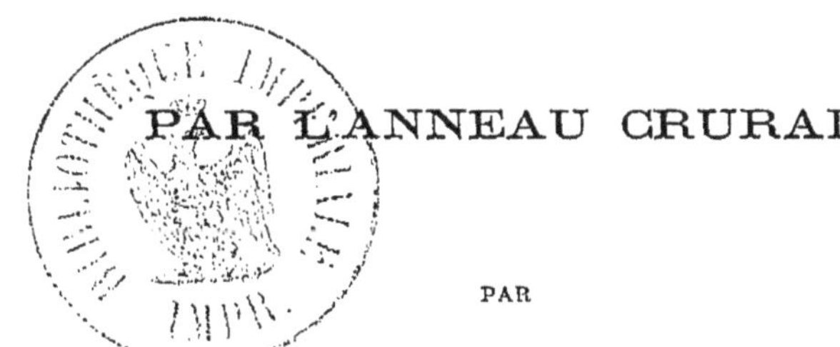

PAR L'ANNEAU CRURAL

PAR

LE DOCTEUR BAX

ANCIEN INTERNE EN MÉDECINE ET EN CHIRURGIE DES HOPITAUX DE PARIS

MÉDAILLE DE BRONZE DE L'ASSISTANCE PUBLIQUE.

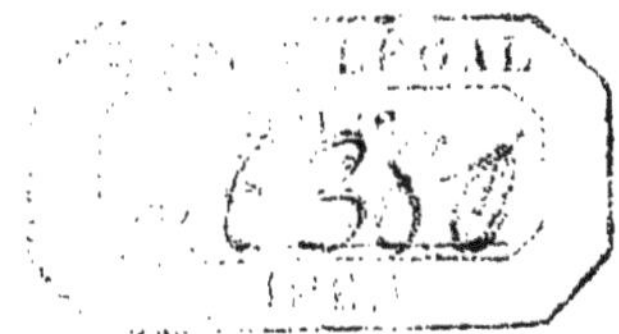

———✦———

PARIS

LEFRANÇOIS, LIBRAIRE

9 ET 10, RUE CASIMIR-DELAVIGNE

—

1869

AVANT-PROPOS

—

Je m'occuperai seulement dans ce travail des hernies crurales les plus communes, celles que l'on appelle encore « hernies crurales moyennes ».

Leur mode d'étranglement paraît être aujourd'hui une question jugée : bon nombre de chirurgiens, plusieurs des ouvrages qui traitent cette question d'une manière plus ou moins directe considèrent un des orifices du fascia cribriforme comme étant l'agent à peu près exclusif (quelques-uns même disent unique), de cet étranglement. Le collet du sac pourrait étrangler dans quelques cas assez rares; mais ce collet serait, lui aussi, à peu près toujours situé au niveau d'un des trous du fascia cribriforme. Quant à l'orifice supérieur du canal crural, l'anneau crural, on ne paraît généralement plus le considérer comme pouvant être cause de l'étranglement des viscères auxquels il donne anormalement passage.

Il y a là une erreur contre laquelle je me propose de réagir. Je veux prouver qu'il n'est ni irrationnel ni impossible, comme on l'a dit, d'accepter que l'étranglement des hernies fémorales puisse être produit par l'anneau crural, et je montrerai que c'est là un fait qui a été observé un certain nombre de fois.

Il ne s'agit pas ici seulement d'une simple curiosité scientifique; car si la proposition que j'avance est vraie, ce ne sera pas en vain que l'on prendra, dans l'opération de la hernie crurale étranglée, les précautions auxquelles doivent donner lieu les rapports des artères voisines de l'anneau crural, et des éléments du cordon testiculaire, qui passe à une faible distance de son bord antérieur. Il faudra en revenir, à ce sujet, aux errements anciens, et l'on n'imitera plus la conduite, devenue téméraire, des chirurgiens qui affirment que l'on n'a pas, en opérant le débridement, à s'occuper de la proximité de ces organes.

Mais avant de commencer ce travail, je veux remercier mon maître, M. Panas, qui a bien voulu m'aider de ses conseils dans mes recherches, ainsi que M. le professeur Dolbeau, qui a mis généreusement à ma disposition une note inédite assez étendue, qui m'a été très-utile.

DE L'ÉTRANGLEMENT

DES

HERNIES CRURALES

PAR L'ANNEAU CRURAL

CHAPITRE I

APERÇU HISTORIQUE. — EXPOSÉ DE LA QUESTION.

I

Je n'ai pas l'intention de faire un historique complet de l'étranglement herniaire ; on en retrouve les éléments dans presque tous les ouvrages qui ont traité des hernies. Je me contenterai d'esquisser à grands traits les phases subies par cette étude, en particulier quant à ce qui regarde l'agent produisant l'étranglement. J'aurais voulu, même dans ce paragraphe, m'occuper uniquement de la hernie crurale ; mais cette hernie ayant été rarement étudiée à part, je serai plus d'une fois obligé de parler des hernies et de l'étranglement herniaire en général ; mais je ne le ferai qu'autant que cela me paraîtra indispensable.

Jusqu'à Ledran (1) et Arnaud (2), l'étranglement par les anneaux aponévrotiques normaux était le seul auquel on eût songé. Ces deux chirurgiens admirent la possibilité d'un autre mode d'étranglement que celui-là. A partir de ce moment, malgré J.-L. Petit et Louis, l'étranglement par le collet du sac paraissait prendre place à côté de l'étranglement par l'anneau. Plus tard, Deschamps (3) et Dupuytren (4) développèrent cette théorie, dont Malgaigne devait se faire le plus intrépide défenseur; mais, avant ce dernier chirurgien, personne n'aurait osé soutenir que le collet peut seul produire un étranglement herniaire.

L'étranglement par les anneaux fibreux accidentels, ou du moins par des brides fibreuses autres que celles qui dépendent des anneaux aponévrotiques normaux, fut aussi entrevu par Arnaud (5), à propos d'une hernie crurale qu'il opéra en 1740. Après lui, Ch. Bell (6), Hey (7), Cooper (8) reconnurent que le ligament falciforme était souvent la cause de l'étranglement des hernies crurales. De leur côté, Scarpa (9), Cloquet (10), Breschet (11), Langenbeck (12) admirent que l'étranglement avait lieu souvent au niveau de

(1) Ledran, Observations de chirurgie, 1725.
(2) Arnaud, Traité des hernies, 1726.
(3) Journal de Fourcroy, 1791.
(4) Leçons orales, t. I.
(5) Mémoire de chirurgie, 1740.
(6) 1787, Principes de chirurgie.
(7) 1803, Prat. obs. chir.
(8) 1807, Hernie crurale.
(9) 1807, Mémoire de physiologie et de chirurgie pratique.
(10) 1817, Thèse.
(11) 1819, Thèse pour chef des trav. anat.
(12) 1817, De Struct. peritonæi.

l'ouverture inférieure du canal crural. Voilà donc de nombreux partisans de l'étranglement par le fascia cribriforme, duquel dépendent les différents agents d'étranglement indiqués par ces auteurs. Mais s'ils faisaient de ce feuillet aponévrotique l'agent d'étranglement le plus fréquent, ils reconnaissaient aussi, pour la plupart, que l'étranglement pouvait se faire d'une autre manière. Velpeau (1), dans sa *Médecine opératoire*, s'était rattaché à la même idée.

A côté de ces deux opinions, l'ancienne théorie de l'étranglement par l'anneau subsistait et était même demeurée classique. Postérieurement à J.-L. Petit (2), Gimbernat (3) fit du ligament qui porte son nom l'agent constant de l'étranglement des hernies crurales. La plupart des chirurgiens se rattachèrent alors à l'opinion du professeur espagnol, ou tout au moins admirent que l'anneau fibreux normal dont il fait partie peut seul étrangler. C'est ce que l'on trouve reconnu, en thèse générale, dans les œuvres de Sabatier (4), Lassus (5), Boyer (6), la thèse de M. Manec (7), etc.

En 1840, la thèse de M. Perrochaud venait apporter, en faveur de cette théorie, des observations qui n'auraient dû laisser aucun doute dans l'esprit de ses lecteurs. Ces faits ont été attaqués ; mais, il faut bien le dire, les raisons pour lesquelles on les a rejetés ne

(1) 1839, Méd. opérat.
(2) OEuvres posthumes.
(3) 1793, Nouvelle manière d'opérer la hernie crurale.
(4) 1796, Méd. opérat.
(5) 1806, Pathol. chirurg.
(6) Traité des maladies chirurgicales.
(7) 1826, Thèse inaugurale.

résistent pas à un examen un peu attentif ; j'espère le démontrer plus loin.

II

Peu de temps après la thèse de M. Perrochaud parut un travail de Malgaigne (1), qui, pendant un certain temps, mit dans le monde chirurgical la question de l'étranglement herniaire à l'ordre du jour. Il est intitulé : *Examen des doctrines sur l'étranglement des hernies.* Cet acte pathologique y est considéré d'une manière générale, et l'auteur arrive à cette conclusion, que les anneaux aponévrotiques qui mettent en communication la cavité abdominale avec les parties extérieures dans lesquelles la hernie a élu domicile, n'étranglent jamais les viscères herniés ; qu'un tel étranglement est irrationnel et partant impossible ; que par conséquent les cas où l'on a cru le voir d'une manière positive sont des faits dans lesquels l'observation a été mal faite ; et que les auteurs qui en ont rapporté des exemples, ayant observé avec une idée préconçue, avaient été trompés par l'apparence. Aussi, passant en revue un certain nombre des observations que la science nous a transmises comme des exemples bien avérés d'étranglement par les anneaux, il les combat et renverse le sens que leurs rédacteurs avaient voulu leur donner. Sans doute, dans cette étude, des erreurs ont été relevées ; mais, je ne crains pas de le dire, Malgaigne, qui a voulu renverser les idées admises jusque-là, faire table rase de toute la

(1) Gazette médicale, 1840.

science du passé sur cette question, quand il s'est agi
de réédifier sur les ruines qu'il avait faites, Malgaigne
est passé à côté de la vérité. Tout le monde connaît
la conclusion de ce mémoire : *l'agent constant de
l'étranglement herniaire est le collet du sac.*

Une telle proposition ne tarda pas à soulever des
réclamations. MM. Laugier (1), Diday (2), Sédillot (3),
Velpeau (4), Marchal de Calvi (5) prirent tour à tour la
défense de l'étranglement par les anneaux. La discussion devint même très-vive : Malgaigne, seul, soutint
pendant longtemps la lutte contre ses adversaires ; et
cette polémique animée, qui cessa même un moment
d'être courtoise, loin d'éclairer la question comme on
aurait pu s'y attendre, la laissa peut-être plus em-
brouillée qu'elle ne l'était auparavant.

Le travail de Malgaigne fut donc vivement attaqué.
Ce fut surtout à propos de la hernie crurale qu'il fut
facile de prouver que l'étranglement par les anneaux
était possible : des hernies étranglées avaient été opérées et guéries sans ouvrir le sac et par la simple
section de l'anneau constricteur ; d'un autre côté, des
autopsies prouvaient que des hernies pouvaient s'é-
trangler sans épaississement ni changement de consistance du péritoine au niveau de l'anneau, lequel
opérait indubitablement la constriction. Il était impossible de mettre en doute ces faits ; et je dois à la
vérité de dire que, quoique Malgaigne n'en ait point

(1) Bulletin chirurgical, t. II.
(2) Gazette médicale, 1840 et 1841.
(3) Annales de chirurgie française et étrangère ; Gazette médicale,
1842.
(4) Annales de chirurgie, t. I ; Gazette des hôpitaux, 1842.
(5) Annales de chirurgie, t. 1 et V.

parlé dans son *Examen des doctrines sur l'étranglement*, il ne les niait pas ; mais il les rapportait tous à des cas d'étranglement par un anneau fibreux accidentel formé dans la plupart des cas par un orifice du fascia cribriforme. En effet, il en parle dans ses *Leçons sur les hernies* (1) ; il y revient chaque fois que l'occasion s'en présente (2), et l'on trouve en particulier les phrases suivantes dans son *Journal de chirurgie* (3) : « J'ai soutenu et je soutiens qu'il n'y a pas un seul fait authentique de l'étranglement par l'anneau même... et je n'admets, quant à présent, d'autre étranglement que par le collet du sac. Je me hâte d'ajouter que j'ai toujours admis l'étranglement par les orifices fibreux accidentels, et j'ai été le premier peut-être à professer que la plupart des étranglements s'opèrent ainsi dans les hernies crurales. »

Après ces paroles, le doute n'est pas permis : pour la hernie crurale, Malgaigne se déclare franchement partisan de l'étranglement par les anneaux fibreux accidentels.

III

Nous avons vu qu'au milieu d'opinions diverses, avant le mémoire de Malgaigne, la théorie de l'étranglement par l'anneau crural était la théorie classique. A partir du moment où ce mémoire fut publié, et malgré les contradicteurs de la théorie nouvelle, celle-ci fut adoptée par un grand nombre de chirurgiens, et elle

(1) Leçons sur les hernies, 1841.
(2) Annales de chirurgie, t. V ; Gazette méd., 1841 et 1842, etc.
(3) Journal de chirurgie, 1843 ; sur les pseudo-étranglements.

fut défendue dans des travaux publiés depuis cette époque par plusieurs auteurs.

Ainsi, plus exclusif que son maître Velpeau, qui admettait la possibilité de l'étranglement par l'anneau crural, M. Demeaux soutint dans sa thèse inaugurale (1) les mêmes idées que Malgaigne. Un peu plus tard (2), dans sa thèse pour le concours d'agrégation, M. Gosselin fut tout aussi affirmatif; et longtemps après, dans ses *Leçons sur les hernies* (3), il se montra de nouveau fervent adepte de la théorie qui attribue à peu près tous les étranglements au fascia cribriforme et n'en accorde aucun à l'anneau supérieur. Cette année encore, M. Gosselin a de nouveau exposé cette doctrine (4).

Le mémoire de M. Deville (5), la thèse pour le concours d'agrégation de M. Broca (6), l'*Anatomie chirurgicale* de M. Jarjavay (7), celle de M. Richet (8), l'*Anatomie pathologique* de M. Houel (9) ne paraissent point considérer comme possible l'étranglement par l'anneau crural. Il en est de même dans un mémoire de M. Guyton, publié il y a peu de temps (10), sur le mécanisme de l'étranglement. M. Després, dans sa

(1) 1843.
(2) 1844, Etranglement des hernies.
(3) 1863.
(4) Nouveau Dictionnaire de médecine et de chirurgie pratiques, t. X, 1869, art. Hernie crurale.
(5) Coup d'œil sur la chirurgie anglaise, 1853.
(6) 1853, Etranglement dans les hernies abdominales.
(7) 1852.
(8) 1865.
(9) 1862.
(10) 1864, Gazette hebdomadaire.

thèse d'agrégation (1), admet en principe les mêmes idées : l'étranglement par l'anneau crural ne lui paraît pas vraisemblable ; mais s'inclinant devant les faits, il en rapporte quelques observations, dont *une* surtout est significative.

L'opinion de Malgaigne paraît donc triompher. Lorsque ce chirurgien eut dit que dans la hernie crurale il était le premier à reconnaître l'étranglement par le fascia cribriforme, le principe de l'action des anneaux fut pour ainsi dire satisfait. Malgré le mémoire de M. Sédillot (2) et la lettre qu'il publia un peu plus tard dans la *Gazette médicale* (3) ; malgré les observations isolées publiées pour la plupart dans des recueils périodiques, l'ancienne théorie tend peu à peu à disparaître. Les quelques faits que l'on trouve isolés dans les journaux n'ont constitué que des réclamations qui ont passé inaperçues.

On trouve, il est vrai, le passage suivant dans l'*Anatomie pathologique* de M. Cruveilhier (4) ; après avoir montré comment on en était venu à professer que toutes les hernies crurales s'étranglent à un anneau du fascia cribriforme, il ajoute : « Je ne saurais admettre une proposition aussi générale ; et en admettant que les éraillements du fascia cribriforme puissent être dans un certain nombre de cas la cause de l'étranglement dans les hernies crurales, je continuerai à considérer le ligament de Gimbernat comme la cause la plus ordinaire de cet étranglement. » D'un

(1) Hernie crurale, 1863.
(2) Annales de chirurgie, t. V.
(3) Gazette médicale, 1842.
(4) 1849-1856, t. I, art. Hernie.

autre côté, une partie du mémoire de M. Tirman (1), un mémoire de M. Chassaignac (2), où ce chirurgien essaye d'expliquer d'une manière nouvelle le mécanisme de l'étranglement herniaire, et dans lequel il dit que la plupart des étranglements sont dus à l'anneau, n'ont point paru réhabiliter l'ancienne théorie.

Si l'on consulte les deux livres qui sont, pour ainsi dire, dans les mains de tous les étudiants, celui de M. Nélaton et celui de Vidal de Cassis, on voit que le premier reconnaît la possibilité de l'étranglement par l'anneau, mais n'y insiste pas; et que l'autre effleure à peine la question sans rien dire de positif à cet égard.

IV

On le voit, l'étranglement à peu près constant par un anneau fibreux accidentel, dû au fascia cribriforme, paraît être aujourd'hui un fait acquis à la science. Quoique quelques chirurgiens croient encore à la possibilité de l'étranglement par l'anneau crural, il y a longtemps qu'aucune réclamation ne s'est élevée en sa faveur.

C'est dans ce dessein que je fais ma thèse inaugurale sur un sujet qui ne présente plus l'intérêt d'une actualité, mais qu'il n'est pas moins important cependant d'explorer et d'élucider. C'est ce que je me propose de faire, si du moins ce travail n'est pas au-dessus de mes forces.

Je passerai d'abord en revue la série des argu-

(1) Gazette des hôpitaux, 1860.
(2) Gazette médicale, 1863.

ments purement théoriques qui se sont élevés contre la possibilité de l'étranglement par l'anneau crural : ce sont eux, je le crains, qui sont les véritables ennemis de la doctrine que je soutiens. Je m'efforcerai de les combattre.

Je rapporterai ensuite les observations *controversées* qui offrent des exemples bien évidents de l'étranglement herniaire par l'anneau crural. Je dirai comment on a cherché à discréditer ces faits, et j'indiquerai pour quels motifs je leur accorde la valeur dont on a voulu les dépouiller.

Puis, je donnerai plusieurs des observations déjà publiées à ce sujet, et que j'ai trouvées isolées dans différents recueils. Je n'ai admis à figurer dans ce travail que celles qui m'ont paru offrir, comme garanties suffisantes, assez de précision de détails pour que le doute ne soit pas permis. Enfin j'ajouterai à ces documents quelques observations inédites.

CHAPITRE II

DISCUSSION DES ARGUMENTS PORTÉS
CONTRE LA POSSIBILITÉ
DE L'ÉTRANGLEMENT PAR L'ANNEAU CRURAL.

Les objections que l'on a faites à la possibilité de l'étranglement des intestins par l'anneau crural sont éparses dans les ouvrages qui se sont occupés de cette question ; j'ai tâché de les réunir toutes, et je crois que l'on peut les réduire à quatre ; j'ai fait de chacune d'elles l'objet d'un paragraphe séparé, où je les discute le plus complétement possible.

I

L'anneau crural est trop large. Malgaigne pose cette objection en plusieurs endroits et en particulier dans ses *Leçons sur les hernies* (1) et dans son *Anatomie chirurgicale* (2), au passage où il traite des dimensions de l'anneau crural. Dans ce dernier ouvrage, en effet, il nous parle des recherches de Hesselbach (3) et de Velpeau (4) sur le même sujet. D'après le premier auteur, l'anneau crural aurait une largeur de

(1) Leçons sur les hernies, p. 199.
(2) Anatomie chirurgicale, t. II, p. 283. Voir aussi Gaz. méd., 1842, p. 751.
(3) De Ortu et Progressu herniarum, 1816.
(4) Anatomie chirurgicale.

27 millimètres chez l'homme et de 54 millimètres
chez la femme ; pour Velpeau, cette largeur serait de
54 millimètres chez l'homme et de 68 millimètres
chez la femme. Quant à Malgaigne lui-même, il nous
dit que, sur un homme bien conformé, le ligament de
Fallope ayant une longueur de 11 centimètres et
demi, le péritoine ayant été enlevé, et les parties
molles non tiraillées, la largeur de l'anneau crural
était de 3 centimètres ; si l'on venait à écarter modérément le côté externe en dehors, la largeur de cet
anneau atteignait 5 centimètres. Dans le même ouvrage, quelques lignes plus loin, Malgaigne ajoute :
« Rien n'est plus facile, le ventre étant ouvert, que de
porter dans l'anneau un et même deux doigts. »
M. Deville (1) va encore plus loin que Malgaigne ;
voici ce qu'il écrit : « L'anneau crural, tout rétréci
qu'il est par les dispositions ligamenteuses, est extrêmement large ; je ne connais pas de sujet adulte chez
lequel, moi qui ai la main assez forte, je ne puisse
passer librement le bout de mes cinq doigts réunis,
c'est-à-dire un ensemble supérieur en volume au
calibre d'un intestin grêle ordinaire. »

Aux dimensions données par Malgaigne, M. Sédillot
faisait la réponse suivante :

« La raison tirée des dimensions de l'anneau est
complétement fausse au point de vue pathologique.
A l'état normal, l'anneau n'existe pas à proprement
parler ; il est rempli par l'artère, par la veine et des
lames cellulo-fibreuses ; or ce n'est pas l'anneau entier
qui donne passage à des hernies, c'est seulement la

(1) Mémoire cité.

partie placée entre le bord interne de cet anneau et la
veine crurale. Cette portion, sur plusieurs femmes
âgées, ayant eu des enfants, je l'ai trouvée large de 6
à 8 millimètres. Le tissu cellulaire et le ganglion
lymphathique enlevés, *on crée une cavité artificielle*
ayant en circonférence 42 millimètres, ce qui donne
en diamètre 14 millimètres. On objectera que, quand
il y a hernie, les vaisseaux sont refoulés au dehors et
l'anneau agrandi : oui, mais la dilatation se fait aux
dépens des enveloppes fibreuses, et elle n'est jamais
très-grande, les hernies crurales acquérant rarement
de grandes dimensions.... (1). »

Tout ce que dit M. Sédillot, est parfaitement juste ;
et j'ai plus d'une fois vérifié que les dimensions de
l'anneau crural, ou du moins de cette partie de l'anneau qui donne passage aux hernies sont en réalité
beaucoup plus étroites que ne tendent à le faire croire
les mesures qui ont été données. Il est une manière
bien simple de se rendre compte de cette assertion ;
point n'est besoin pour cela d'une dissection bien
attentive ; voici comment je procède : une incision
étant faite à la paroi abdominale à peu de distance de
l'arcade crurale et parallèlement à elle, on saisit
d'une main toute l'épaisseur des parties molles, à
l'exception toutefois du péritoine, que l'on prend de
la main opposée ; en exerçant une traction modérée,
on parvient avec la plus grande facilité à décortiquer,
pour ainsi dire, le péritoine qui entraîne avec lui la
plus grande partie du fascia transversalis ; l'ouverture abdominale du canal crural se trouve alors par-

(1) Gazette médicale, 1842.

faitement préparée ; on voit avec netteté la face supérieure du ligament de Gimbernat, la veine et l'artère iliaque externes, au moment où elles vont s'engager sous l'arcade crurale, en un mot tous les détails suffisants. Alors on trouve le bord externe du ligament de Gimbernat, qui se termine d'une manière bien marquée, n'être jamais séparé par un intervalle qui atteigne 1 centimètre, du bord interne de la veine crurale. Telles sont les dispositions sur le cadavre ; seront-elles les mêmes sur le vivant ? Assurément non ; car il y a là deux vaisseaux, dont l'un du moins, l'artère, est complétement vide après la mort. Pour rétablir autant que possible les choses telles qu'elles sont pendant la vie, que l'on injecte les deux vaisseaux, et l'on verra ce que devient alors l'espace par lequel doivent passer les hernies ; il est rétréci à un tel point, que le bord externe du ligament de Gimbernat se rapproche pour ainsi dire de la face interne de la veine, ou du moins que l'espace qui sépare ces deux points devient extrêmement restreint. M. Després dit à ce propos (1) : « Si sur des sujets injectés (artères et veines) avant dissection, on cherche l'anneau crural, ou du moins une dépression qui corresponde au canal, on ne la trouve pas, et on est forcé de conclure que pendant la vie, alors que les vaisseaux sont remplis, les ouvertures supposées doivent être singulièrement rétrécies. » Et ce détail a tellement frappé M. Després qu'il est tenté de faire finir le bord externe du ligament de Gimbernat à la gaîne des vaisseaux.

(1) Thèse citée, p. 12.

Répétons maintenant l'expérience de Malgaigne et de M. Deville : combien de doigts pourrons-nous introduire dans l'anneau crural? Recommençons la préparation précédente : l'espace compris entre les vaisseaux et le ligament de Gimbernat est bien visible ; j'y mets le bout de mon index ; cela est toujours possible, et à quelques exceptions près, le doigt se trouve à l'aise dans l'espace que délimite en dedans le ligament de Gimbernat. Quant à introduire deux doigts, *cela m'a toujours été impossible*, à moins de refouler avec force les parties voisines, et de provoquer de leur part une constriction, qui, j'en ai la conviction, n'existe jamais dans une hernie, tant elle est forte ; et ainsi qu'on le verra plus loin, il suffit d'une constriction assez modérée pour provoquer un étranglement herniaire.

Si l'on ne peut introduire qu'un doigt quand le péritoine et le fascia transversalis ont été enlevés, que sera-ce donc quand j'aurai laissé en place ces parties qui ont une épaisseur dont il faut bien tenir compte, puisqu'elles s'engagent avec l'anse intestinale dans le canal crural pour former la hernie ? Dans cette disposition, il m'a été encore plus d'une fois possible de franchir avec le doigt l'anneau crural ; mais jamais je n'y ai mis deux doigts, jamais encore moins mes cinq doigts réunis. J'ai bien pu, à la vérité, placer mes cinq doigts entre l'arcade crurale et l'os iliaque, à leur point de réunion interne ; mais pour cela, il faut exercer une pression considérable, il faut refouler en avant et d'une manière très-accentuée l'arcade crurale, il faut déprimer fortement le psoas iliaque, comprimer violemment les vaisseaux, il faut, en résumé, exercer une violence qu'une anse intestinale, molle, dépressible, incapable par elle-même de se frayer un chemin quelconque, et n'agissant qu'en vertu des lois de la pesanteur et de la pression qu'elle emprunte aux parois abdominales, sera incapable d'avoir.

Je sais bien qu'à la longue le diamètre de l'anneau crural, grâce à la hernie, pourra augmenter par le refoulement des parties voisines ; mais jamais ses dimensions ne deviennent très-considérables. Trouve-t-on beaucoup d'exemples de hernies crurales dans lesquelles il y ait plus d'une anse intestinale? je n'en connais pas pour mon compte. Si en outre d'un intestin l'anneau crural laisse quelquefois passer un peu d'épiploon, jamais, je crois, on ne lui a vu donner passage à la fois à deux anses intestinales : cet anneau est trop étroit pour cela. Et comme sur le cadavre il ne peut pas permettre l'introduction de deux doigts ; comme, d'un autre côté, c'est l'intestin qui en se distendant va s'étrangler contre les obstacles (voir page 32), qui deviennent agents d'étranglement ; et qu'il suffit, pour qu'un étranglement ait lieu, que l'anneau constricteur qui le produit soit d'un diamètre inférieur à celui de l'intestin distendu, j'en conclus que *l'anneau crural n'est pas trop large pour produire l'étranglement.*

II

La forme en entonnoir du trajet crural s'oppose à l'étranglement par l'anneau crural; car l'espace dans lequel la hernie est logée offre une ouverture plus large que le fond. Malgaigne avait dit cela dans les termes suivants (1) : « Je puis vous dire que les hernies du canal ne sont pas rares chez les vieillards de Bicêtre ; que le sac péritonéal se présente alors en forme de bonnet de nuit, avec l'orifice plus large que le fond ; avec cette disposition, l'étranglement est impossible.» M. Demeaux (2) a répété le même argument et dans des termes à peu près semblables.

M. Sédillot répondit à l'affirmation de Malgaigne par une autre affirmation ; il reconnut pour vrai le fait signalé, et dit que les conditions changeant, une hernie qui ne paraîtrait pas devoir s'étrangler s'étrangle cependant (3). Mais cela ne me paraît pas suffisant, et je crois que l'on peut réfuter Malgaigne d'une manière plus précise.

Les hernies dont nous parle ici Malgaigne ne sont pas des hernies étranglées ; et quand elles passent de cet état, qui coïncide avec la santé, à l'état de hernies étranglées, les conditions sont totalement changées. Mais il peut arriver deux choses : ou bien la hernie s'étrangle tout en restant dans le canal, ou bien le fascia cribriforme étant à son tour franchi, l'étranglement est encore possible par l'anneau crural.

En faisant la remarque que j'ai transcrite en tête de ce paragraphe, Malgaigne n'a songé qu'à nier une seule chose, la possibilité de l'étranglement des hernies crurales dites *interstitielles*. Etudions à ce point de vue le canal crural. Si l'on met à découvert l'anneau crural, comme j'ai précédemment indiqué que je le faisais, que l'on introduise le doigt dans le canal

<hr>

(1) Gazette méd., 1842. Lettre au rédacteur en chef du journal.
(2) Demeaux, thèse citée.
(3) Gazette médicale, 1842.

crural pour en explorer la cavité : on voit alors que
la dilatabilité de l'anneau est fort limitée ; ce n'est
guère que vers la partie externe que l'on peut l'élargir
un peu, et encore même de ce côté ne peut-on refouler que très-modérément les parties molles qui s'y
trouvent. Il y a là des dispositions ligamenteuses qui
peuvent s'y opposer jusqu'à un certain point ; ainsi, il
est certain qu'une dissection attentive peut faire voir
à la face interne de la veine la gaîne des vaisseaux
fémoraux plus marquée qu'en un autre point et figurant un véritable ligament, allant parallèlement à la
bandelette iléo-pectinée, de l'arcade de Fallope au ligament de Cooper. Mais comme je ne veux pas qu'on
m'accuse d'user ici d'un artifice de dissection pour
signaler un ligament nouveau ; que d'ailleurs, si ce
ligament existe, je suis un des premiers à reconnaître
que lui seul offre une faible résistance ; et comme,
d'un autre côté, je ne suis pas un anatomiste assez
habile pour prouver d'une manière complétement indiscutable le fait que je me contente de signaler, j'in-
voquerai des causes plus réelles, s'opposant, même en
dehors, à la dilatation de l'anneau : ce sont les vaisseaux collatéraux. Cette cause est signalée par M. Sédillot dans une lettre (1) dont j'ai largement usé dans
le courant de ma thèse ; car, selon moi, plus encore
que le mémoire dont on parle seul d'ordinaire, du
même auteur, cette lettre contient des faits et des objections qui portent des coups violents à la théorie de
Malgaigne. J'ai pu me convaincre, en effet, que ces
vaisseaux, tant les branches artérielles que les bran-

(1) Gazette médicale, 1842.

ches veineuses, ne contribuent pas peu à assurer la fixité de l'artère et de la veine fémorales, sinon d'une manière complète, au moins suffisamment pour qu'ils ne puissent s'éloigner beaucoup de la place qu'ils occupent normalement.

J'établis donc que les dimensions de l'anneau crural peuvent assez difficilement dépasser celles qu'il présente à l'état normal; il n'en est pas de même de la cavité qui lui fait suite; l'infundibulum, tel que l'a compris M. Richet, est une disposition complétement normale. Malgaigne a vu à Bicêtre des sacs herniaires avoir dans le canal la même disposition; et moi-même j'ai été une fois témoin de ce fait chez un vieillard qui avait deux hernies crurales épiploïques de petites dimensions. Mais de la constatation de ces faits doit-on conclure que des causes de distension venant à s'exercer dans la cavité de ce canal, la disposition ne changera pas? Ce serait commettre une grande erreur. En effet, nous n'avons pu avec le doigt, introduit dans l'anneau, dilater celui-ci que modérément; poussant le doigt dans la cavité du canal, exerçons des pressions sur les parties voisines; en faisant cette manœuvre, on est vraiment étonné de voir combien cette cavité infundibuliforme prête à la dilatation. Le doigt refoule les muscles en arrière, soulève en avant les téguments, sans rien déchirer, pas même le fascia cribriforme; il s'étend un peu en dedans, et va très-facilement en dehors. Certainement, en pressant très-modérément, on peut créer une cavité dans laquelle serait logée une hernie crurale de moyen volume.

Ce que le doigt fait ainsi, une hernie ne peut-elle pas le faire? Que sur un sujet porteur d'une de ces hernies dites *interstitielles*, une cause quelconque, l'arrivée d'une certaine quantité de gaz, sous l'influence d'un effort, par exemple, vienne à distendre outre mesure la partie herniée, celle-ci étant logée dans une cavité dont le fond peut devenir plus large que l'ouverture, on peut facilement le deviner, l'étranglement ne peut manquer de se produire contre cette ouverture. Ou bien si une hernie crurale s'étrangle au moment de sa formation, l'anneau étant franchi et ne pouvant être dilaté pour les causes que j'ai indiquées, l'intestin pénètre dans un espace qui prête à la distension, le développe plus ou moins et s'étrangle, Je doute fort que, dans les hernies crurales qui s'étranglent au moment de leur formation, le fascia cribriforme puisse s'érailler et livrer passage à l'intestin ; car, pour aussi faible qu'on le suppose, ce fascia offre encore une certaine résistance. Je l'ai plus d'une fois préparé ; après avoir mis à nu sa surface externe, mon doigt étant introduit dans le canal crural, en pressant contre lui d'arrière en avant, je le soulevais très-facilement ; entre les interstices que constituent ses fibres entre-croisées, mon doigt était à nu, mais dans des espaces extrêmement restreints ; et ce n'était qu'en exerçant une pression relativement considérable que je pouvais parvenir à dilater suffisamment un de ces interstices pour faire passer mon doigt ; mais le plus souvent alors je le déchirais. Maintenant, il est possible que, sous l'influence d'une pression lente, continue, chez un individu vivant, dont les tissus cèdent plus facilement ainsi à une force qui agit modérément et avec lenteur, un de ces orifices du fascia cribriforme puisse s'élargir peu à peu et, une fois suffisamment dilaté, donner passage à l'intestin. Cela n'arrivera probablement que pour des hernies déjà anciennes, qui, sous l'influence continuelle de l'effort qu'elles exerçent sur les parois de la cavité, grâce à la force que leur transmettent les mouvements des parois abdominales, auront pour ainsi dire usé peu à peu ce tissu fibro-celluleux, élargi une de ses ouvertures de manière à en constituer un nouvel anneau au travers duquel il leur faudra passer pour devenir tout à fait sous-cutanées. Que cet anneau fibreux accidentel puisse devenir agent d'étranglement, je ne voudrais le nier ; mais qu'il le soit toujours, j'affirme que cela est faux ; car cet anneau accidentel est constitué par un tissu fibreux qui est beaucoup moins résistant que celui qui constitue l'anneau crural normal. A l'inverse de ce dernier, l'anneau accidentel prête à la distension ; que la hernie le traverse souvent (et l'on sait que la contention des hernies crurales est assez difficile), cet anneau pourra devenir plus large que l'anneau crural (obs. VII, XIII, XXI). Dans ces conditions, qu'une cause d'étranglement survienne, ce ne sera pas l'anneau accidentel qui le produira, mais bien l'anneau crural, aussi bien que dans le cas où la hernie était restée dans l'intérieur du canal.

III

« Qu'il me soit permis de faire remarquer que les partisans de l'étranglement par les anneaux n'ont pas suffisamment réfléchi à certaines conditions d'anatomie ou de pathologie qui ne s'accordent guère avec leur hypothèse.

« Les grands anneaux du ventre sont tout disposés
pour livrer passage à des vaisseaux importants... Ils
ont été constitués pour rester libres et ouverts, parce
que les vaisseaux subsistent et ne sauraient subir de
constriction sans donner lieu à de graves désordres.

« Que deviendraient les membres inférieurs si l'anneau crural, en se rétrécissant, allait étreindre à la fois
la veine et l'artère crurales ? Je ne sache pas que pa-
reille chose ait jamais été vue, et cependant, suivant
la doctrine actuelle, c'est ce qui devrait arriver dans
tous les cas d'étranglement herniaire par l'anneau.

« Quoi ! la hernie inguinale serait serrée jusqu'à la
gangrène, et le cordon testiculaire, nécessairement
compris dans la même constriction, la supporterait
impunément ?

« Quoi ! l'étranglement serait porté dans la hernie
crurale jusqu'à couper la tunique interne de l'intestin, et tout à côté, et dans le même anneau, la circulation s'exercerait sans trouble et sans efforts dans
l'artère et dans la veine ? S'il en était ainsi, il y aurait
du moins dans la doctrine actuelle une lacune à com-
bler : il faudrait nous expliquer ces étranges immuni-
tés des vaisseaux cruraux et du cordon testiculaire,
parfaitement rebelles à la théorie, quoique si bien
établies par l'expérience.

« Mais, après tout, ce ne sont plus des explications
et des théories, ce sont des faits qu'il faut à cette
heure... (1). »

J'ai tenu à citer aussi longuement Malgaigne pour
qu'on comprît sans ambiguïté aucune toute sa pensée.

____

(1) Examen des doctrines sur l'étranglement. Gazette méd., 1840.

On peut, si je ne me trompe, la résumer ainsi : il n'est pas vrai que l'étranglement puisse se faire par l'anneau : celui-ci, en même temps qu'il donne passage à l'intestin hernié, laisse aussi passer d'autres organes ; et si c'était cet anneau qui produisît l'étranglement, *nécessairement* la même constriction porterait sur les organes qui se trouvent en même temps dans l'espace qu'il délimite, le cordon, ou les vaisseaux cruraux, suivant l'espèce de hernie à laquelle on a affaire ; de cette constriction résulterait l'altération rapide de ces derniers organes.

A cette assertion, M. Laugier (1) répondit que, si dans l'étranglement herniaire par l'anneau la compression supportée par le cordon testiculaire pouvait être comparée à « celle d'un lien circulaire, comme ceux qui étreignent la base d'un polype ou de toute autre tumeur traitée par la ligature, » on pourrait comprendre que ce cordon s'étranglât aussi. Mais dans les hernies, les choses se passent autrement : le cordon, passant derrière le col du sac, n'a à supporter qu'une pression latérale, et ne subit conséquemment pas une constriction capable de l'étrangler, tandis qu'à côté de lui, l'intestin peut fort bien s'étrangler avec une pression moindre, quand cette pression est aidée d'une distension gazeuse ou par des matières fécales.

M. Sédillot (2) rappelle cette explication de M. Laugier et la trouve parfaitement suffisante. On pourrait d'ailleurs la donner tout aussi bien à propos de la

(1) Bulletin chirurgical, t. II.
(2) Annales de chirurgie, t. V.

hernie crurale, en rapportant aux vaisseaux fémoraux les considérations données pour le cordon.

Mais quelle que soit la valeur de cette explication, il est un fait que je veux bien établir, c'est que l'artère et la veine fémorales peuvent se trouver comprises dans le même lien constricteur qu'un intestin étranglé, sans qu'aucune modification ait lieu dans l'artère et dans la veine. En d'autres termes, si l'on comprend dans un même lien circulaire l'artère, la veine et une anse intestinale, on pourra, par une constriction, insuffisante pour altérer la circulation dans les deux vaisseaux, produire un étranglement intestinal même très-rapide. Si je prouve cela, l'argumentation de Malgaigne que je viens de rapporter perd toute sa valeur. C'est dans ce but que j'ai institué l'expérience suivante que j'ai exécutée avec l'obligeant concours de mes amis Peyrot et Guyot.

EXPÉRIENCE. — 22 juin. Commencée à une heure un quart.

Jeune chien, de taille moyenne, maintenu par les quatre membres sur une planche à expériences. Anesthésie par le chloroforme.

Au niveau de l'artère fémorale gauche, incision des téguments, couche par couche, jusqu'aux vaisseaux. L'artère et la veine fémorales sont mises à nu dans l'étendue de 2 centimètres environ, à un point très-rapproché de l'arcade crurale, et isolées des tissus circonvoisins. On passe au-dessous de ces deux vaisseaux simultanément un lien souple, mince, de 3 millimètres environ de largeur. Puis, sans incision nouvelle de la peau, celle-ci est disséquée en haut dans une certaine étendue. Alors, à une très-petite distance au-dessus de l'arcade crurale, on fait aux parois abdominales une ou-

verture parallèle à cette arcade et longue de 3 centimètres;
le tout est coupé, couche par couche, sur la sonde cannelée. Cette ouverture étant terminée, sous l'influence des efforts que fait l'animal, on voit apparaître entre les deux
lèvres de la plaie une anse intestinale, poussant devant elle
une portion du grand épiploon qui la recouvre. On saisit
cet intestin, on le sépare complétement de l'épiploon, que
l'on refoule dans le ventre avec quelques anses intestinales,
qui pendant la manœuvre précédente s'étaient échappées
de l'abdomen, ne réservant pour laisser au dehors qu'une
partie de l'intestin, longue de 6 à 8 centimètres. Puis on suture la plaie abdominale d'une manière suffisante pour qu'il
ne revienne pas sortir une nouvelle partie d'intestin, mais
en laissant toutefois la plaie assez large pour qu'elle ne
puisse causer sur l'anse intestinale laissée au dehors la
moindre constriction. Cette anse est attirée en bas, appli-
quée sur les vaisseaux qui ont été dénudés, et les deux bouts
du lien qui passe sous ces derniers sont ramenés sur elle et
réunis par un nœud simple, de façon à comprendre dans un
même et *unique* cercle constricteur l'artère fémorale, la
veine fémorale et l'anse intestinale. A ce moment, mon collègue Peyrot applique son doigt sur l'artère fémorale, à
quelques centimètres au-dessous du point où est passé le
lien, et tandis qu'en même temps il a sous la main opposée
la fémorale de l'autre côté, afin de pouvoir apprécier les
battements comparés de ces deux artères, je serre lentement
et d'une manière progressive le nœud simple que j'avais fait
un instant auparavant, jusqu'à ce que les battements ces-
sent d'être perçus, ce qui me prouve que la constriction a
été poussée un peu plus loin que ne le demande le but de
l'expérience. Prenant donc deux pinces à dissection, je sai-
sis avec chacune d'elles un des bouts du lien dans le nœud
même, et je desserre celui-ci peu à peu jusqu'à ce que mon
collègue Peyrot m'avertit qu'après avoir senti les battements

artériels reparaître, ceux-ci ont repris absolument la même intensité que ceux du côté opposé : c'est là précisément le degré de constriction que je voulais obtenir ; je l'arrête à ce point en reprenant les deux bouts du lien pour faire un nœud nouveau sur le premier, de manière à ce que la constriction demeure sensiblement la même pendant toute la durée de l'expérience.

Nous procédons à la suture des téguments, laissant cependant ceux-ci suffisamment écartés au point où l'anse intestinale présente sa plus grande saillie, pour qu'on puisse, sans enlever de point de suture, juger des changements de coloration qui pourraient se faire dans cette partie de l'intestin.

A partir du moment où la constriction est définitivement arrêtée, jusqu'à la fin de la suture de la plaie cutanée il s'est passé environ dix minutes ; la coloration de l'intestin commence déjà à être un peu différente au-dessous du point lié : elle présente une teinte rosée plus marquée qu'avant la constriction ; on constate de nouveau que les battements de la fémorale se font d'une manière très-franche. — Il est en ce moment deux heures.

Deux heures et demie. Intestin d'une coloration rosée beaucoup plus manifeste. On sent très-bien la fémorale.

Trois heures et demie. La coloration de l'intestin a encore augmenté ; la fémorale bat bien.

Cinq heures. Intestin d'un rouge foncé. La fémorale bat d'une manière égale à celle du côté opposé. Pas de traces d'œdème sur le membre opéré.

23 juin. Huit heures du matin. Animal un peu moins affaibli que la veille. Dans la niche où on l'a mis, pas de traces de matières stercorales ni de vomissements. L'intestin est d'un violet foncé, et l'intumescence qu'il présente au-dessous des téguments est manifestement plus forte qu'après l'opération. La fémorale bat aussi bien que celle du côté droit.

Une heure. J'enlève. deux points de suture, de façon à mettre à nu la partie de l'intestin qui a été liée; il est très-volumineux, de forme complétement cylindrique, présentant une coloration lie de vin, fortement œdématié. — Je constate tous ces détails avec mon collègue Tribes, qui a pu voir, ainsi que moi, que le membre opéré n'était pas plus froid que. celui du côté opposé, se mouvait spontanément avec presque autant de facilité; qu'il ne présentait pas la moindre trace d'œdème, et qu'au-dessous du point lié on sentait parfaitement battre la fémorale avec tout autant de force que celle du côté droit.— Je rapproche de nouveau les téguments de la même manière que la première fois.

Cinq heures. L'animal est très-affaibli; il a refusé toute nourriture; c'est à peine, quand on l'examine, s'il soulève la tête; il rappelle tout à fait un malade plongé dans une adynamie profonde. Pas de selles ni de vomissements. Les battements artériels sont tout à fait semblables aux deux membres postérieurs, mais ils sont plus fréquents et plus faibles que ce matin. Le membre opéré ne présente pas de trace d'œdème. L'intestin est d'une coloration foncée, presque noir.

Mort dans la nuit.

Autopsie faite dans la journée. — Les parties opérées sont mises à nu; on aperçoit la portion d'anse intestinale, sur laquelle la compression a porté, d'une coloration très-foncée, à peu près noire, de forme cylindrique; cette coloration s'arrête d'une manière brusque au niveau du lien. La compression que celui-ci exerce sur l'intestin et les vaisseaux réunis est plus faible que je ne l'aurais cru. Je puis passer avec facilité, entre ce lien et les organes qu'il entoure, simultanément une sonde de femme et une sonde cannelée, sans que ces deux instruments paraissent bien serrés.

Au-dessus et au-dessous de la ligature, je dissèque les deux vaisseaux dans une grande étendue. Cela fait, après

avoir coupé nettement l'artère fémorale à sa partie inférieure, j'adapte sur l'iliaque externe le bec d'une seringue
remplie d'eau, et, poussant légèrement le piston, je vois
l'eau sortir librement et en jet par la fémorale au point
coupé, d'abord légèrement teintée en rouge, puis limpide :
il n'est pas sorti de caillot. Je répète la même manœuvre sur
la veine, mettant ici le bec de la seringue à la partie inférieure et incisant la veine iliaque : même résultat.

Je coupe le lien constricteur.

J'enlève l'artère, la veine et une partie de l'intestin grêle
pour les examiner successivement.

L'artère, au niveau du point qui a été en contact avec le
lien, offre sur sa tunique externe une légère coloration rosée ;
je l'incise et je retrouve la même coloration, mais moins
prononcée, à la face interne. Selon toute apparence, cet état
est dû à un commencement d'inflammation de la membrane
externe de l'artère, provoquée par le contact du lien qui a
agi ici comme corps étranger, et la teinte que l'on retrouve
à l'intérieur est la même lésion aperçue par transparence ;
car à ce niveau la tunique interne n'offre *aucune modification* dans son épaisseur, sa consistance, le poli de sa surface.

Les mêmes lésions se retrouvent sur la veine, mais encore
moins prononcées.

L'anse intestinale offre un rétrécissement très-marqué au
niveau des deux points où a porté la constriction. La partie
étranglée est longue d'environ 8 centimètres. La coloration
noire qu'elle présente s'arrête d'une manière brusque au
niveau des points rétrécis ; cependant au delà de chacun
d'eux, et dans une certaine étendue, la muqueuse est un
peu plus colorée que dans le reste de l'intestin. — Quant à
la partie étranglée, elle offre sur sa surface externe et à
chacun des points rétrécis une ulcération, large de 2 millimètres et longue de 4 à 5 ; ces ulcérations correspondent

bien certainement à des points qui étaient en contact avec le lien. Le reste de la surface péritonéale a en grande partie perdu son poli, mais elle ne présente pas d'autre ulcération. La surface interne ne présente pas la moindre solution de continuité ; malgré cela, la matière chymeuse qu'elle renferme en certaine quantité est colorée en rouge foncé, comme s'il y avait eu dans toute la longueur de la partie étranglée une extravasation sanguine. L'épaisseur de cette anse herniée est considérable, au moins trois fois plus grande que celle du reste de l'intestin ; elle est noire dans toute son épaisseur ; la pression en fait sourdre un liquide assez épais, d'un rouge foncé, que l'on retrouve entre les divers éléments de la couche musculaire, dont les divers faisceaux sont très-distincts, rouges, et présentent plus de friabilité que dans les parties saines.

Ce fait répond mieux que ne pourraient le faire tous les raisonnements à l'assertion de Malgaigne. Il nous prouve qu'une anse intestinale comprise dans un même cercle constricteur que des vaisseaux d'un certain calibre peut s'étrangler, sans qu'aucun phénomène pathologique se passe du côté de ces vaisseaux : que si l'on rapporte cette conclusion à la hernie crurale étranglée par l'anneau crural, ce fait, qui paraissait à Malgaigne si difficile à accepter, devient parfaitement possible ; c'est là d'ailleurs la seule démonstration que j'aie eue en vue en faisant cette expérience.

IV

L'étranglement ne peut avoir lieu par l'anneau crural, car cet anneau n'est capable d'aucun resserrement ; c'est ce que Malgaigne exprime dans les termes sui-

vants : « L'anneau normal est trop à l'abri de tout resserrement pour produire un tel phénomène (1). » Et ce qu'énonce M. Richet, quand il écrit : « Comment admettre que ce que l'on appelait autrefois *l'anneau crural,* que j'ai démontré n'être susceptible d'aucun resserrement à l'état normal, puisse jouir de cette propriété à l'état pathologique... (2) ? »

A cela je répondrai d'abord que, si par lui-même l'anneau crural n'est susceptible d'aucun resserrement, il peut néanmoins offrir des variations d'étendue assez considérables dans les mouvements des parties voisines, et c'est ainsi que Scarpa a très-bien démontré que dans l'extension de la cuisse l'anneau crural est réellement plus étroit que dans la flexion de ce membre sur le bassin. Soyons juste d'ailleurs : M. Richet admet ce fait et rappelle l'expérience de Scarpa (3).

L'anneau crural est donc susceptible d'un certain resserrement, d'un resserrement notable, dit même M. Richet, qui l'attribue à ce que l'arcade crurale est attirée en bas par l'extension du fascia lata. Mais ce resserrement n'est jamais très-considérable, et je suis, pour ma part, persuadé qu'il ne joue aucun rôle dans l'étranglement.

Maintenant Malgaigne a-t-il voulu prétendre que si cet anneau n'était pas à l'abri de tout resserrement, l'étranglement pourrait avoir lieu par lui ? Et M. Richet a-t-il eu l'intention de dire que, si cet anneau crural était susceptible de resserrement à l'état patho-

(1) Leçons sur les hernies, p. 199.
(2) Anatomie médico-chirurgicale, p. 994.
(3) *Ibidem*, p. 992.

logique, il pourrait produire l'étranglement? Certes, je ne le crois pas. En tous cas, s'il en était ainsi, il serait facile de répondre. De deux choses l'une : si ce resserrement a lieu, il se fait promptement, de manière à produire un *étranglement spasmodique ;* ou bien il se fait d'une manière plus ou moins lente.

L'*étranglement spasmodique* ne rencontre plus aujourd'hui de partisans, et personne peut-être ne l'a attaqué aussi violemment que Malgaigne lui-même. Il le met au même rang que l'étranglement bilieux, hypothèse invraisemblable, imaginée par Richter ; ajoute qu'il est aussi gratuitement établi. Et après avoir attaqué un argument, en réalité assez curieux, de cet auteur, il dit : « Je le répète, tout cela est imagination, conjecture, hypothèse (1). »

Quant à l'étranglement que le resserrement lent de l'anneau pourrait produire (2) en tant qu'agent actif, je ne crois pas qu'on doive l'admettre davantage. Y a-t-il aujourd'hui beaucoup de chirurgiens qui admettent que le lien constricteur joue un rôle actif dans

(1) Examen des doctrines.

(2) Si je parle ainsi d'un resserrement lent que pourrait avoir l'anneau crural, c'est que Malgaigne paraît y croire pour les anneaux fibreux accidentels, et le considérer comme pouvant contribuer à la détermination de l'étranglement. On lit, en effet, dans ses leçons sur les hernies, après la phrase citée au début de ce paragraphe : « L'étranglement se fait alors par l'orifice, quel qu'il soit, du fascia cribriforme que la hernie vient de traverser, orifice dilaté par la violence, demeurant souvent fort étroit, et ayant de la tendance à revenir sur lui-même, parce qu'il n'est pas dans l'ordre physiologique qu'il soit ouvert. »

Quand l'étranglement se fait au niveau du fascia cribriforme, en réalité ces diverses causes sont-elles en jeu? Je n'ai pas à le rechercher ici, mais je doute fort qu'il en soit ainsi.

l'étranglement? Non. Le lien constricteur constitue un obstacle passif contre lequel les viscères viennent pour ainsi dire se heurter, au centre duquel les intestins, qui, eux, jouent le rôle actif, viennent s'étrangler d'eux-mêmes.|

Comme preuves à l'appui de cette proposition, je me contenterai de rappeler les expériences d'O' Beirn (1), et ce fait, qui se reproduit tous les jours, d'une hernie qui s'étrangle par un effort, cet effort ayant amené soit dans l'anse herniée des matières gazeuses ou même stercorales, soit dans le sac une nouvelle anse intestinale. Un article de M. le docteur Roser, paru en 1841 (2), explique très-bien ce mécanisme, sur lequel d'ailleurs je n'ai pas l'intention de m'étendre ici davantage.

Que conclure de tout cela? c'est que, étant admis que l'anneau n'est pas capable de resserrement, ce n'est pas une raison pour rejeter son action dans l'étranglement.

<h2 style="text-align:center">V</h2>

La série des objections qu'on a élevées contre la doctrine de l'étranglement par l'anneau crural est épuisée ; elle ne compose pas, comme on le voit, une longue liste ; et cependant je crois avoir résumé dans les quatre paragraphes précédents tout ce qui a été dit contre la possibilité d'un pareil mode d'étranglement.

(1) Dublin, Journ. of the medic. science, 1838, et Archives de médecine, 1858, t. III.
(2) Gazette médicale, mars 1841.

D'autres objections ont été faites, et celles-ci plus spécieuses, on pourrait les appeler : *objections d'interprétation*. Ayant pour point de départ la négation de la possibilité du fait, elles arrivent à exprimer cette idée : Ce que vous prétendez avoir vu est impossible, par conséquent vous ne l'avez pas vu ; de bonne foi, vous avez cru que cela était, mais vous vous êtes trompé.

Malgaigne dans ce fameux mémoire sur l'*Examen des doctrines*, auquel nous revenons si souvent, avait largement usé d'un pareil mode de raisonnement ; il a été repris depuis, mais sous des formes un peu variées, et c'est ainsi que M. Broca et M. Gosselin ont cherché à le justifier pour ainsi dire, mais chacun d'une manière différente.

Voici les paroles de M. Broca : « Ce n'est pas chose facile que l'exacte dissection d'une hernie, et la partie la plus élevée de l'anneau du fascia cribriforme est assez rapprochée du ligament de Gimbernat pour qu'on puisse commettre une confusion, lorsqu'on ne pousse pas la dissection assez loin (1). »

Quant à M. Gosselin, son texte est beaucoup plus long, et je résume en plusieurs endroits la citation que je fais de son livre :

Après avoir parcouru l'anneau crural dans une hauteur variable, la hernie franchit un des orifices du fascia cribriforme ; la hauteur de la hernie dépend de la position de l'orifice franchi ; le plus souvent, c'est un des trous supérieurs qui est traversé, « et comme la partie la plus élevée du fascia cribriforme est en

____

(1) Thèse d'agrégation, 1853.

définitive très-près de l'anneau crural, il ne faut pas s'étonner si la variété la plus commune est celle dans laquelle le pédicule est limité ou semble limité en avant par l'arcade crurale, et en dedans par le ligament de Gimbernat, ce qui explique comment nos prédécesseurs ont pu considérer l'ouverture herniaire comme formée par l'anneau crural lui-même, tel que l'anatomie l'admet (1). »

Le contour non interrompu que l'on observe, occupant précisément le lieu de l'anneau crural normal, est formé par une ouverture lymphatique du fascia cribriforme ; il est constitué par du tissu cellulaire, lequel, dans le principe, ayant été souple et extensible, a pu être facilement refoulé jusqu'au niveau du ligament de Gimbernat ; alors il est devenu fibreux (2).

A partir de ce moment, « on n'a plus qu'un orifice plus ou moins étroit, plus ou moins résistant, suivant que la transformation fibreuse l'a plus ou moins envahi. Cet orifice, que j'appelle *anneau crural herniaire*, est bien près de l'anneau crural anatomique préalablement traversé d'ailleurs par les viscères ; il est même en partie confondu avec lui, puisque les parties antérieure et interne du fascia cribriforme sont à peu de distance de l'arcade fémorale et du ligament de Gimbernat, et se confondent avec eux en subissant la transformation fibreuse (3). »

M. Broca établit que la dissection d'une hernie est difficile, je suis parfaitement de son avis ; il est surtout difficile de bien préparer un fascia cribriforme,

---

(1) Gosselin, Leçons sur les hernies, p. 387.
(2) *Ibid.*, p. 388 et 389.
(3) *Ibid.*, p. 391.

et peut-être encore plus quand il y a hernie qu'à l'état normal. Toutefois cela n'est pas impossible, et on y arrive avec un peu de patience et d'attention. Maintenant, si les deux anneaux, l'anneau crural normal et l'anneau fibreux accidentel, sont très-rapprochés l'un de l'autre, les confondrons-nous et prendrons-nous l'un pour l'autre ? Je crois encore que c'est là une erreur que l'on peut éviter si l'on étudie une pièce avec soin ; et j'ai la conviction que, dans un cas (obs. XX) où j'ai observé à loisir, j'ai pu distinguer les deux anneaux, apprécier le calibre différent de chacun d'eux, et bien voir que l'anneau fibreux accidentel n'était pour rien dans l'étranglement, tandis que l'anneau crural normal le produisait.

Il est des cas où la dissection n'a pu faire découvrir le fascia cribriforme (obs. III, XVI, XXIV, XXV). Qu'est alors devenue cette lame fibreuse que l'on trouve toujours à l'état normal, pour peu que la dissection soit attentive ? Je crois qu'il doit souvent arriver dans ces cas que ce fascia se distend, s'étale pour ainsi dire au-devant de la hernie, et ses éléments, s'amincissant, vont se confondre avec le tissu cellulograisseux qui est au-devant de lui. J'avais déjà exprimé cette idée dans une première rédaction de ma thèse, quand M. le professeur Dolbeau, en ayant connu le sujet, a bien voulu me remettre une note manuscrite qu'il a rédigée il y a déjà très-longtemps, et m'a permis d'en user autant que cela pourrait être utile à mes recherches. Dans cette note se trouve une observation que je reproduis plus loin (obs. XXIV) ; elle est accompagnée des réflexions suivantes sur l'absence du fascia cribriforme.

« Il est évident que le fascia cribriforme n'est pour
rien dans l'étranglement; mais qu'est devenue cette
lame criblée, comme l'appelle M. Richet ? Cette question nous embarrasse un peu. Plusieurs fois nous
avions cherché l'engagement d'une hernie crurale au
travers d'un des trous de la lame criblée, et cela en
vain. Nous avions cru à une dissection imparfaite.
Mais dans le cas actuel, nous avons mis tout notre
soin et nous n'avons rien trouvé. De deux choses
l'une : ou bien la lame criblée est un artifice de la dissection, ou bien elle existe réellement, puis elle dis-
paraît dans le cas de hernie. Voici notre pensée : la
lame criblée n'est pas un organe positif qu'on puisse
toujours montrer même ; elle est ce qu'on la fait.
L'aponévrose, *fascia lata*, forme une gaîne très-impar-
faite à la partie interne de la cuisse ; ce sont de petites
cloisons qui séparent les éléments de la région et qui,
à cause de leur irrégularité, présentent cet aspect
criblé. Mais si une hernie survient, si surtout elle date
de loin, elle repousse devant elle ces filaments, ces
pelotons adipeux; et quand on dissèque, au lieu de
ce tissu criblé, on ne trouve plus que le sac herniaire
recouvert d'une couche cellulo-graisseuse plus ou
moins épaisse. En présence de l'étendue et des dispositions du fascia criblé, nous comprenons peu ces di-
visions de la hernie, suivant qu'elle est encore dans le
canal ou qu'elle a traversé le fascia. La hernie est
plus ou moins volumineuse, et voilà tout. Si elle est
petite, on pourra disséquer le fascia cribriforme ; si
elle est grosse, elle a tout changé, et vous ne trouvez
rien. Ceci n'empêche pas que le collet du sac ne soit
plus ou moins élevé, ce qui s'explique très-bien par

des déplacements en masse de tout le sac herniaire.
Nous terminons en nous résumant ainsi : Le fascia
cribriforme n'est pas un organe parfaitement défini,
surtout en dedans des vaisseaux fémoraux, c'est-à-
dire là où sort la hernie ; quelquefois on ne le trouve
pas lorsqu'on dissèque des hernies crurales ; il n'est
pas toujours le siége ou la cause de l'étranglement
herniaire. »

Cependant il pourrait encore se faire que le fascia
cribriforme ait été traversé, et qu'au lieu d'être assez
apparent (obs. VII, XIII, XXI), ou même devenu
fibreux par les bords du trou qu'il présente, comme
Malgaigne, MM. Demeaux, Gosselin prétendent que
c'est la règle, il ait conservé tous les caractères du
tissu celluleux qui le constitue, ou soit même devenu
plus mince, d'où les difficultés de sa recherche. Mais
s'il en est ainsi, il nous importe peu de le retrouver ;
il n'est plus dès lors pour rien dans l'étranglement.
Et en présence d'un cas semblable, je n'irai pas tor-
turer mon esprit pour m'expliquer ce qu'il peut être
devenu, et je me déclarerai suffisamment édifié, si je
puis bien voir que c'est l'anneau crural normal qui
offre le point le plus rétréci du trajet, et que c'est
juste à son niveau, contre le bord externe du ligament
de Gimbernat, par exemple, que se sont produites sur
l'intestin les lésions caractéristiques : rétrécissement,
ulcération, délimitation du sphacèle, etc.

Je vais plus loin, j'admets l'hypothèse de M. Gosselin ; je veux bien supposer (quoique cependant je
sois loin d'être sûr que cette disposition puisse vraiment se produire) que l'anneau du fascia cribriforme
vienne se confondre avec l'anneau crural d'une ma-

nière tellement intime, que l'on puisse, comme ce chirurgien, dire qu'il n'y a plus qu'un seul anneau crural, l'anneau crural herniaire. Eh bien ! même dans ce cas, à quoi donc sera dû l'étranglement? Sera-ce à l'anneau du fascia cribriforme, composé d'un tissu cellulo-fibreux, longtemps extensible, ou bien à l'anneau crural normal, dont les dimensions, nous l'avons vu, varient si peu, dont les bords sont en grande partie constitués par des brides fibreuses inextensibles, tendineuses pour ainsi dire, qui comprend à son côté interne le bord *tranchant* du ligament de Gimbernat ? Certes le doute n'est guère possible, et je crois que si la disposition signalée par M. Gosselin peut exister, dans la *généralité des cas*, ce doit être l'anneau crural qui produit la compression, et par |conséquent c'est à lui qu'est dû l'étranglement.

CHAPITRE III

Les observations contestées ne sont pas très-nombreuses, du moins celles qui ont trait au sujet qui nous occupe ici spécialement. Car, il ne faut pas l'oublier, la plupart des discussions qui ont eu lieu sur l'agent d'étranglement des hernies se rapportaient aux hernies en général, et non pas particulièrement à la hernie crurale, de laquelle je m'occupe ici exclusivement. Aussi n'a-t-on point choisi pour exemples plutôt des hernies crurales. Celles-ci ne figurent dans le débat que pour un nombre relativement restreint.

Ainsi, dans le travail que M. Laugier fit paraître dans son *Bulletin chirurgical* en réponse au mémoire de Malgaigne, il fut question beaucoup plus de la hernie inguinale que de la hernie crurale ; et une observation de Cooper rapportée par ce chirurgien, que Malgaigne lui reproche d'avoir été « obligé de compléter par une hypothèse pour la faire cadrer avec son objet (1), » est une observation de hernie inguinale.

De même dans une observation d'étranglement par l'anneau publiée par Velpeau (2), qui fut encore atta-

(1) Gazette médicale, mai 1841.

(2) Annales de chirurgie française et étrangère, t. 1, p. 279 ; et Gazette des hôpitaux, février 1842.

quée par Malgaigne et considérée par lui comme un cas d'étranglement par le collet, il s'agissait encore d'une hernie inguinale, etc.

I

Observations de M. Perrochaud.

Quelques semaines avant que parût l'*Examen des doctrines sur l'étranglement*, M. Perrochaud (1) avait présenté une thèse dans laquelle se trouvent quatre exemples de hernies crurales étranglées par l'anneau, et qui me paraissent incontestables. Ces exemples sont reproduits dans la thèse de M. Petit (2).

M. Després (3) signale en passant ces observations, et la chose la plus importante qu'il en dit est la note suivante que je reproduis en entier :

« De ses quatre observations, une est suivie d'autopsie ; en examinant de près, on voit qu'il y avait épaississement du collet du sac. Le grand argument de l'auteur est une ulcération ou constriction au niveau du ligament de Gimbernat. Dans une autre, où il s'agit d'une autopsie de hernie réduite, on trouve un anneau étroit. Ces observations ont été jugées par MM. Malgaigne et Broca. »

Si l'on s'en rapportait entièrement à ces paroles, ces observations n'auraient aucune valeur. Mais j'ai voulu voir par moi-même ; j'ai lu avec beaucoup de soin la thèse de M. Perrochaud, et je suis arrivé à une

(1) Thèse inaugurale, 1840.
(2) Thèse, 1842.
(3) Thèse citée, p. 70.]

conviction tout opposée. Reprenons phrase par phrase
la note de M. Després :

« De ses quatre observations, une est suivie d'autopsie, » dit M. Després. Il y a là erreur ; sur quatre
observations, M. Perrochaud donne quatre autopsies,
ainsi qu'on le verra dans le résumé que j'en donne un
peu plus loin ; et de plus les détails dans lesquels
entre l'auteur sont assez bien indiqués pour montrer
clairement à un esprit impartial qu'il n'y a pu avoir
aucune confusion de sa part dans l'interprétation de
ce qu'il a vu.

« En examinant, on voit qu'il y avait épaississement du collet du sac. » Voilà ce que dit M. Després ; mais en lisant avec soin l'observation tout
entière à laquelle il est fait allusion (obs. I), on voit
bien autre chose. La malade dont il était question
n'est morte que dix jours après l'opération faite ; le
sac a été trouvé épaissi *à l'autopsie*, c'est vrai ; mais
tout le sac, et non pas seulement le *collet*, dont l'épaisseur était seulement un peu supérieure à celle du
reste du sac. D'ailleurs, malgré cette épaisseur, il n'y
avait pas à ce niveau de resserrement du péritoine.
Enfin cet épaississement était dû à un travail phleg-
masique consécutif à l'opération ; car, quand il décrit
l'opération, M. Perrochaud fait remarquer que le sac
est très-mince partout, tandis que dans la relation de
l'autopsie il dit : « Les parois du sac, si minces au
moment de l'opération, ont acquis l'épaisseur d'une
pièce de deux francs. »

« Le grand argument de l'auteur est une ulcération ou constriction au niveau du ligament de Gimbernat. » Du moins, dans le fait de l'ulcération sié-

geant au niveau du ligament de Gimbernat, il y a un argument qui a bien sa valeur, je crois ; mais le grand argument est plutôt l'observation tout entière, qui n'a pu me laisser aucun doute, tant elle est claire, complète et indiscutable.

« Dans une autre, où il s'agit d'une autopsie de hernie réduite (obs. III probablement), on trouve un anneau étroit. »

Oui ; mais il est dit expressément dans l'observation que c'est de l'anneau crural lui-même qu'il s'agit.

Enfin « ces observations ont été jugées par MM. Malgaigne et Broca. » Je n'ai pu retrouver ce que Malgaigne dit de ces observations. Mais voyons ce que dit M. Broca (1) : « Lorsque M. Malgaigne eut formulé ses dénégations, les recherches se multiplièrent encore, il y avait là une belle partie à gagner. Celui qui aurait trouvé un seul fait bien incontestable de l'étranglement primitif par l'anneau crural était sûr d'appartenir à l'histoire. On chercha donc ..... les autopsies manquèrent. »

C'est cependant à ce moment que parut le mémoire avec l'observation suivie d'autopsie de M. Sédillot, dont nous allons bientôt parler.

M. Broca continue : « Par une coïncidence singulière, quelques mois avant la lecture de Malgaigne, une thèse avait été soutenue à la Faculté par M. Perrochaud, et dans cette thèse on trouve trois autopsies où il était dit expressément que l'étranglement était produit par l'anneau crural. Or, à défaut d'observations nouvelles, on cita les observations de M. Perro-

(1) Broca, thèse d'agrégation, 1853.

chaud. Mais n'est-il pas évident que ces observations, recueillies à une époque où la question n'avait encore aucun *intérêt d'actualité*, ne présentaient pas toutes les garanties requises, et que l'auteur avait pu s'en laisser imposer par les apparences, comme ses prédécesseurs?

« D'ailleurs, qu'on ne s'y trompe pas, ce n'est pas chose facile que l'exacte dissection, etc. (Voy. p. 33.) »

Faut-il donc qu'une question ait un grand *intérêt d'actualité* pour qu'un fait qui s'y rapporte soit bien vu? Mais quand une observation est scrupuleusement recueillie, quand tous les détails qu'il faut vérifier ont été vus et étudiés avec soin, et sont rigoureusement indiqués dans l'observation, cela n'est-il pas suffisant? Est-ce que les faits de M. Perrochaud ne seraient pas assez précis? Certes, il suffit de les lire pour s'assurer du contraire, et si mon appréciation à cet égard ne paraît pas suffisante, je puis m'appuyer sur l'autorité de Velpeau, qui admettait cependant l'étranglement par l'anneau comme exceptionnel. Voici, en effet, ce qu'il dit à ce propos : « Il m'avait semblé à moi que la thèse de M. Perrochaud était de nature à satisfaire sous ce rapport (1). »

Voici le résumé des observations de M. Perrochaud :

Obs. I (2). N***, quarante ans, entrée à la Charité le 27 septembre 1838.

Six jours avant l'entrée, vomissements sans cause appréciable. — Le troisième jour de ces accidents, on remarque pour la première fois une petite tumeur de l'aine.

(1) Gazette des hôpitaux, 15 mars 1842.
(2) Observation III de la thèse de M. Perrochaud.

26. Les vomissements deviennent fécaloïdes.

27. Facerouge, expression de souffrance. Ventre souple et peu douloureux. Tumeur du volume d'une noix. Vu l'ancienneté de l'étranglement, Vidal de Cassis fait immédiatement l'opération. Le sac est mince comme une feuille de papier de soie, ne contenant pas de liquide. Il renferme un peu d'épiploon et une anse d'un brun livide ; quelques traces de pseudo-membranes. On reconnaît une constriction très-marquée, produite par le ligament de Gimbernat. Débridement multiple ; on tire un peu sur l'intestin ; comme il présente une ulcération, on crée un anus artificiel.

Amélioration jusqu'au 3 octobre ; à partir de ce jour, nouveaux signes d'obstruction intestinale.

5. Débâcle, et, peu de temps après, mort.

Autopsie.— Bout supérieur très-enflammé ; bout inférieur sain. — On constate que c'était bien au niveau du ligament de Gimbernat que siégeait l'étranglement. Les parois du sac herniaire, « si minces au moment de l'opération, ont acquis l'épaisseur d'une pièce de deux francs ». Son épaisseur est un peu plus grande au niveau du collet, mais il n'offre pas de resserrement proprement dit.

Obs. II (1). Femme de soixante-douze ans, morte de pneumonie ; elle avait une hernie crurale qui s'était étranglée trois jours avant et avait été réduite.

Autopsie. — Sur l'intestin, au niveau du point étranglé, épaississement de la tunique péritonéale. Eraillure linéaire de la muqueuse. On voit manifestement que l'étranglement était produit par l'anneau crural.

Obs. III (2). Femme très-âgée. Réduction d'une hernie crurale que la malade dit étranglée depuis deux jours. Mort.

Autopsie. — Le fascia cribriforme ne laisse aucune trace de son existence ; sur le sac, rien que l'on puisse

(1) Observation IV de la thèse de M. Perrochaud.
(2) Observation V, *id.*

considérer comme appartenant à cette membrane. Le doigt
introduit dans le sac est arrêté par un cercle rétréci offrant
une résistance que forme la saillie du ligament de Gimbernat. Le collet ne se distingue du reste du sac que par une
empreinte grisâtre au dehors et une très-légère saillie en
dedans ; il n'offre pas de resserrement, dans le sens rigou-
reux de cette expression. Une petite perforation existe sur
la ligne circulaire qui limite la portion herniée.

Obs. IV (1). Tumeur de la région inguino-crurale chez
une femme qui est dans la décrépitude la plus complète ;
pas de renseignements ; diagnostic peu précis d'abord.
Incision des téguments, couche par couche ; on arrive dans
une cavité où l'on voit l'intestin gangrené et perforé. On
établit un anus contre nature. Après l'opération, la réten-
tion des fèces continue. Mort deux jours après.

Autopsie. — Péritonite généralisée ; le péritoine pariétal,
séparé de son prolongement herniaire, se termine nettement
et par un bord assez régulier au niveau de l'orifice formé
par l'anneau crural. Tout ce qui est en dehors de celui-ci se
transforme en véritable bouillie. On reconnaît que l'étranglement siége au niveau de l'anneau crural, qui est fortement tendu et serré.

II

Observations de M. Sédillot.

M. Diday (2) avait publié dans la *Gazette médicale*
un mémoire pour combattre les conclusions de Malgaigne. Celui-ci ne tarda pas à insérer dans le même
journal une lettre (3) tendant à réfuter le mémoire de

(1) Observation VI de la thèse de M. Perrochaud.
(2) Gazette médicale, 1840.
(3) Gazette médicale, mai 1841.

M. Diday, et en même temps celui que M. Laugier avait fait paraître dans *Bulletin chirurgical*. J'extrais de cette lettre le passage suivant : « M. Diday déclare qu'il va produire des autopsies ; eh bien ! voyons donc, une seule, et je suis prêt à fléchir le genou. » Puis, rappelant les autopsies que donne M. Diday, il fait voir que sur les deux qui sont indiquées, la première est un exemple d'étranglement par le fascia cribriforme ; la seconde, par le fascia transversalis. D'ailleurs, en faisant cette remarque, je crois que Malgaigne était dans le vrai. Mais peu de temps après, une autre observation, parfaitement péremptoire, venant à se produire, Malgaigne fléchira-t-il le genou, comme il prétend qu'il est prêt à le faire ? c'est ce que nous allons voir.

Les premières pages du tome V des *Annales de chirurgie française et étrangère* contiennent un mémoire de M. Sédillot, dans lequel se trouvent quatre observations : trois appartiennent à des hernies crurales, dont une avec autopsie ; en voici le résumé :

Obs. V. Hernie crurale étranglée. Opération : débridement du ligament de Fallope en haut et en dehors ; un deuxième débridement un peu en dedans du premier ; un troisième sur le ligament de Gimbernat. La réduction, que les autres débridements n'avaient pas permise, devient facile ; pansement à plat. Guérison.

Obs. VI. Hernie crurale étranglée ; deux débridements sur le ligament de Fallope ; un sur le ligament de Gimbernat ; réduction. Guérison.

Obs. VII. Key (Caroline), vingt-trois ans.

23 mars. Vomissements sans cause connue ; douleurs accusées dans la cuisse droite.

24. Même état.

25. On découvre une tumeur que l'on reconnaît être une hernie crurale ; langue sèche ; vomissements fréquents ; constipation opiniâtre. On tente le taxis. Insuccès.

26. Etat analogue. Lavement de tabac ; pas de selles.

27. L'état général s'aggrave ; les parents refusent l'opération. Sangsues ; bain.

28. Les vomissements deviennent fécaloïdes ; ballonnement du ventre. On procède à l'opération :

Incision cruciale ; on arrive dans une poche qu'on prend d'abord pour le sac : cette poche renferme une tumeur qu'on croit être l'intestin ; elle présente un point sphacélé, noir ; on essaye inutilement de l'attirer au dehors. Débridement opéré avec beaucoup de peine, en haut et en dehors de l'arcade crurale, qui est parfaitement distincte ; deuxième débridement plus en dedans ; un troisième sur le ligament de Gimbernat. Le doigt peut alors être porté sur l'orifice de la hernie, mais n'arrive pas en dedans du ventre. M. Sédillot voit alors que la tumeur qu'il a prise pour l'intestin n'est autre chose que le sac ; il le soulève avec des pinces. La malade ayant fait des mouvements, le sac se rompt au point sphacélé ; il en sort des matières stercorales. Le doigt engagé dans le sac sent une anse intestinale. On se borne à maintenir le sac herniaire ouvert, vu l'état désespéré de la malade.

Mort une heure après.

Autopsie. Abdomen contenant une grande quantité de matières stercorales ; intestins unis par des fausses membranes. La partie herniée avait été réduite ; elle était sphacélée, ouverte, avait 24 millimètres de longueur. La masse intestinale enlevée, on constate que trois doigts au moins peuvent passer par le collet (qui n'a pas été incisé) ; il présente des plis s'effaçant par la distension. L'orifice externe de la hernie était large, ne paraissant avoir fait subir aucune

— 48 —

constriction aux parties herniées. — Le sac fut enlevé, dé-
ployé, et il ne présentait ni épaississement, ni induration,
ni plissements permanents. — L'arcade crurale mise à nu,
on constate que c'est bien sur elle que les incisions ont porté ;
celle du ligament de Gimbernat fut aussi vérifiée.

M. Sédillot insiste surtout et avec raison sur la dernière de ces observations : « Ce fait, dit-il, dont toutes
les négations imaginables ne changeront pas le ca-
ractère, sera, je crois, pour tous les vrais observateurs,
un exemple des plus évidents et des moins contesta-
bles d'un étranglement herniaire par l'anneau. Nous
nous croyons donc parfaitement autorisé à conclure
que l'étranglement herniaire par l'anneau est une
doctrine vraie, justement fondée sur l'expérience et
l'observation de tous les temps. Si cette doctrine a
paru un moment ébranlée, c'est qu'avec du style et de
l'imagination on parvient souvent à jeter du doute sur
l'évidence même. »

Malgaigne cependant ne se tint pas pour battu ; une
lettre de lui parut à peu de temps de là dans le recueil
qui avait publié le mémoire de M. Sédillot(1). Dans
cette lettre, il déclare qu'il ne doit tenir aucun compte
des observations sans autopsie : « Quant à la dernière
observation, ajoute-t-il, qui est complétée par l'autopsie, elle offre ceci d'étrange, qu'après l'autopsie même
M. Sédillot ne paraît pas se douter à quelle sorte d'é-
tranglement il a eu affaire. Pour quiconque lira cette
observation avec soin, il ne restera aucun doute que la
hernie était étranglée par une ouverture du fascia
cribriforme. M. Sédillot aime mieux qu'elle l'ait été

(1) Annales de chirurgie, t. V, p. 155.

par l'anneau crural. Une hernie de 24 millimètres de hauteur étranglée par l'anneau crural! Ceci est une autre découverte qu'on peut mettre à côté de l'étranglement par le muscle crémaster. Je m'arrête ..... » Quant à moi, paisible spectateur de la lutte, je ne crois pas qu'il soit utile de continuer la citation.

Dans le journal où elle a paru, cette lettre est immédiatement suivie d'une *Réponse à la lettre de M. Malgaigne*, par M. Marchal de Calvi; j'en extrais la partie la plus importante : « Il n'y a que dix lignes de la lettre de M. Malgaigne que nous puissions considérer comme ayant rapport au fond de la question; ce sont celles dans lesquelles il discute la quatrième observation de M. Sédillot (obs. VII). Ici nous devons avouer notre stupéfaction profonde... M. Malgaigne, qui n'a point vu, dit à celui qui a vu et touché de ses mains : « Vous vous trompez extrêmement; il vous « plaît de dire que c'était l'anneau crural qui étran- « glait, mais tous ceux qui liront votre observation « diront que la hernie était étranglée par une ouver- « ture du fascia cribriforme. »

« Mais à son tour le chirurgien auquel on s'adresse ne sera-t-il pas en droit de répondre comme M. Malgaigne : « Un moment, s'il vous plaît. » L'arcade crurale et le ligament de Gimbernat, qu'il a fallu diviser pour lever l'étranglement, concourent-ils oui ou non à former le pourtour de l'anneau crural? Quand l'étranglement a lieu dans l'ouverture qu'ils circonscrivent, est-il donc possible à des gens qui n'ont que leur bon sens d'attribuer cet étranglement à une autre ouverture que l'anneau crural? Quant à l'argument que M. Malgaigne tire de ce que la hernie n'avait que

24 millimètres, nous avouons que nous ne le comprenons pas... »

Et, en effet, est-ce qu'une anse plus longue expliquerait mieux l'étranglement par l'anneau? Mais ne paraît-il pas évident que la longueur de l'anse intestinale est absolument indifférente au fait lui-même de l'étranglement; que cette anse ait 2 centimètres et demi, comme dans le cas de M. Sédillot, ou qu'elle en ait beaucoup plus, n'a-t-on pas toujours au niveau de l'anneau constricteur absolument la même chose, c'est-à-dire deux tubes membraneux accolés l'un à l'autre; et que ces deux tubes se rejoignent dans le sac plus ou moins bas pour se continuer l'un avec l'autre, les phénomènes qu'ils peuvent présenter, quant au mécanisme de l'étranglement, ne seront-ils pas toujours les mêmes? J'ai fait voir plus haut quel pouvait être le calibre de l'anneau crural; il est certainement toujours inférieur au calibre de l'intestin grêle, quand celui-ci acquiert son entier développement. Si donc la partie d'intestin qui passe par l'anneau crural est susceptible, à un moment donné, d'acquérir un diamètre qui soit plus de deux fois supérieur à celui de cet anneau, ne comprend-on pas que cet intestin puisse parfaitement s'étrangler sur lui. Cela me paraît d'une évidence manifeste : c'est certainement ce qui a eu lieu dans le cas de M. Sédillot.

III

Observations incomplètes.

Les observations que je viens de donner sont les seules contre lesquelles la critique de nos adversaires

se soit élevée d'une manière spéciale ; mais ils en re-
jettent d'autres : ces dernières, d'une manière générale, en bloc, si je puis m'exprimer ainsi, parce que
dans les cas qu'elles rapportent il y a eu guérison, ou
bien l'autopsie ne s'explique pas suffisamment. C'est
qu'en effet on peut se tromper dans le courant de
l'opération, croire toucher et inciser l'anneau crural,
quand en réalité on a débridé le fascia cribriforme.
C'est ainsi que M. Deville (1) rapporte que Bérard,
opérant une hernie, « disait avoir débridé sur l'anneau. » A l'autopsie, M. Deville montra que le débridement avait porté sur le fascia cribriforme.
M. Després commente ce fait en nous disant qu'il
« apprend qu'il ne faut pas fonder une conception
exclusivement sur ses sensations. (2) »

De son côté, M. Broca (3) rappelle la constatation
de l'erreur de Bérard par M. Deville, et ajoute qu'il
a vu un autre chirurgien se tromper de même.

Ces deux faits nous apprennent que, dans le courant
de l'opération, on peut se tromper sur l'interprétation
des organes que l'on voit et que l'on touche. Mais à
côté de ces erreurs, parmi les observations qui sont
insérées dans cette thèse et qui ont eu l'autopsie pour
contrôle, nous en trouvons onze (I, VII, VIII, IX, X,
XI, XVI, XVII, XVIII, XX, XXI) dans lesquelles les
choses avaient d'abord été constatées dans le courant
de l'opération. Donc, pour deux erreurs, j'oppose
onze cas dans lesquels la vérité avait été reconnue
d'abord. Je ne puis tirer de cela qu'une seule conclu-

(1) Mémoire cité.
(2) Thèse citée, p. 79.
(3) Thèse citée.

sion: c'est que si l'on se trompe quelquefois, assez souvent au contraire on est dans le vrai. Aussi, tout en reconnaissant que dans les observations incomplètes publiées, si quelques-unes d'entre elles peuvent exprimer autre chose que la vérité, les autres au contraire sont des faits qui méritent notre confiance. C'est pour cela que je me suis déterminé à en invoquer le témoignage. Cependant j'ai cru qu'il était inutile de reproduire ici ces observations, même en abrégé, ce que je ferai pour les observations suivies d'autopsie qui ont déjà été publiées. Je me contenterai de les énumérer en donnant d'une manière précise leur indication bibliographique :

Baillière, *Thèse de Paris*, 1829, n° 181;

Bulletin médical du Midi, 1839. Observation de M. Chabrely;

Bulletin chirurgical de M. Laugier, t. II. Observation par M. Flaubert, de Rouen;

Gazette des hôpitaux, 1842, p. 516. Observation par M. Cabaret, de Saint-Malo;

Gazette médicale, 1843, p. 195. Observation par M. Lassaigne, interne de Lyon;

Journal de médecine pratique de Montpellier, 1848. Observation par M. Cabaret;

The Lancet, 1850, t. II, p. 628, par M. Luxton;

Ibid., 1851, t. I, p. 642, par M. Lloyd;

Ibid., 1853, t. I, p. 29. Deux observations;

Ibid., 1853, t. II, p. 79. Deux observations par M. Prescott;

The Lancet, 1854, t. II, p. 8, par M. Erichsen;

Gazette médicale, 1855, p. 123, et *Medic. Times and Gaz.*, par M. Jones;

Une observation du mémoire de M. Tirman. *Gazette des hôpitaux*, 1860 ;

The Lancet, 1861, t. I, p. 484, par M. Nunn ;

Gazette des hôpitaux, 1862. Leçon de M. Nélaton, recueillie par M. Gilette ;

Ibid., même année. Deux observations par M. Gouriet, de Niort ;

Une observation du mémoire de M. Chassaignac sur le mécanisme de l'étranglement herniaire. *Gazette médicale*, 1863 ;

The Lancet, 1863, t. II, p. 419, par M. Smith ;

Ibid., 1868, t. I, p. 748, par M. Ashton ;

Bulletin de thérapeutique, 30 juin 1869, p. 545, par M. Tillaux.

Ces observations sont, on le voit, assez nombreuses. J'aurais pu en augmenter notablement le nombre si je n'avais tenu à n'indiquer que celles dans lesquelles les auteurs s'expriment d'une manière tout à fait catégorique, et en termes tellement clairs, que le doute ne peut être permis sur les organes qui sont désignés. Pour peu, dans une observation, qu'un détail m'ait paru douteux ou insuffisamment précis, je ne l'ai point rapportée parmi celles que j'ai signalées ici.

Mais passons maintenant aux véritables pièces justificatives de cette thèse, aux observations qui ont été complétées par l'autopsie.

CHAPITRE IV

I

Observations publiées.

Obs. VIII (1). Marie-C. T***, soixante-cinq ans. Hernie crurale survenue, il y a six mois, sans cause appréciable. Maintenue d'habitude. Un jour, étant couchée et sans bandage, la hernie devint douloureuse ; les évacuations furent supprimées. Vomissements.

2e jour. Continuation des mêmes symptômes.

3e jour. Tumeur, mêmes caractères. Pouls petit et fréquent. Léger ballonnement du ventre. Opération : sac contenant quelques gouttes de sérosité ; l'intestin n'est pas ulcéré ; débridement sur le ligament de Gimbernat. Réduction. Mort.

Autopsie. — Le ligament de Gimbernat a été très-distinctement coupé, dans presque toute son étendue, près du pubis.

Obs. IX (2). Hernie crurale étranglée. Taxis impossible. Bain ; lavement purgatif. Opération :

On attire le collet au dehors ; on le débride ; après avoir détaché les adhérences, on essaye de faire rentrer : impossible. Deux débridements sur le ligament de Gimbernat ; réduction. Mort dans la journée.

Autopsie. — Le sac ne présentait aucun autre collet que

(1) Bulletin chirurgical de Laugier, t. II. M. Flaubert, de Rouen.
(2) Gazette des hôpitaux, août 1842. M. Denonvilliers.

celui d'une petite cavité supplémentaire. Il n'en existait pas,
comme on l'avait cru, au niveau du point où avait siégé l'é-
tranglement, et là le péritoine se déplaçait librement et longuement. Le débridement avait porté sur le ligament de
Gimbernat, coupé dans une étendue de 12 millimètres.

Cette observation est à peu près la seule qui satis-
fasse complétement M. Després ; il accorde encore
une grande valeur à la suivante ; mais celle-ci a laissé
quelques doutes dans mon esprit sur la manière dont
l'étranglement s'est fait. Il est fort possible en effet
que, dans ce cas, l'obstruction intestinale ait eu lieu
entièrement à cause de l'enroulement, autour de l'intestin, de l'epiploon ; en tout cas, la réduction a eu
lieu après le débridement du ligament de Gimbernat.
Voici cette observation :

Obs. X (1). Hernie crurale depuis quatre ans. Etranglement sans cause connue. Opération le cinquième jour :
M. Jarjavay débride au niveau même de l'étranglement et
arrive sur le ligament de Gimbernat qu'il débride également. Réduction facile. Mort quatre jours après.

Autopsie. — L'intestin est entouré d'une corde épiploïque
qui a empêché le retour des selles. Intestin d'un rouge noir,
sans perforation, présentant un liséré noir au point com-
primé. Le ligament de Gimbernat a été très-nettement incisé.

Obs. XI (2). Homme âgé de soixante-trois ans, opéré
d'une hernie datant de deux jours et étranglée depuis quelques heures. Opération par le procédé de Gay : le deuxième
jour, un érysipèle apparaît au niveau de la plaie ; sym-

---

(1) Dieuzaide, thèse, 1862.
(2) The Lancet, t. I, 1856, p. 261, par M. Nathaniel Ward.

ptômes généraux graves, dyspnée, cyanose; augmentation énorme de l'érysipèle.

Mort le huitième jour.

Autopsie. — Le sac est entouré de plusieurs petits ganglions enflammés. Le ligament de Gimbernat a été incisé dans l'étendue d'un huitième de pouce, sans que la gaîne des vaisseaux ou le ligament falciforme aient été intéressés. Une longueur d'intestin d'environ deux pouces et demi était congestionnée ; c'est cette portion qui devait se trouver dans le sac.

Obs. XII (1). M. R***, cinquante-cinq ans, entré à Saint-Barthélemy, le 8 mars 1862, pour une hernie crurale droite, étranglée depuis trois jours. Essais inutiles de taxis. Opération : tumeur mise à découvert, irrégulière, lobulée, dure; sac épaissi, contenant un peu d'épiploon adhérent. Réduction de la tumeur, que l'on croit être l'intestin. Mort.

Autopsie. — Foie allongé, descendant dans la fosse iliaque; vésicule biliaire distendue, adhérences partielles avec la paroi abdominale ; son sommet porte les traces d'une constriction. Ulcération circulaire, plus étendue du côté interne qui a été en rapport avec le ligament de Gimbernat.

Obs. XIII (2). Thiery (Louise), quarante-cinq ans, entrée le 29 mai 1861, au soir. Hernie crurale droite depuis longtemps; n'est plus complétement réductible. — Le 19 mai, la hernie est devenue douloureuse; peau rouge à son niveau ; constipation opiniâtre. Tentative inutile de taxis.

30. Douleurs abdominales très-vives; pas de vomissements ni de selles. La tumeur a le même volume que la veille, sauf la rougeur qui a disparu. Après quelques efforts de taxis, M. Velpeau réduit la hernie ; le mauvais bandage herniaire que porte la malade est appliqué. — Agitation, délire. Mort dans la journée.

(1) Medical Times and Gazette. Gazette hebdomadaire, M. Skey.
(2) Després, thèse citée, p. 93.

Autopsie. — Péritonite généralisée. La tumeur herniaire a repris le volume qu'elle avait avant la réduction ; elle est disséquée avec soin ; le sac a le volume d'une grosse noix ; il est ovoïde et paraît étalé sur le fascia cribriforme, duquel il sort par un orifice bien limité, situé à un demi-centimètre environ au-dessous du ligament de Gimbernat. L'intestin est enlevé ; au point où il s'engageait dans l'anneau crural, il existe une perforation évidente ; quelques adhérences le retenaient au pourtour du collet, mais celles-ci se déchirent, tandis qu'on détache l'intestin du mésentère ; alors on voit une perforation circulaire du bord libre de l'intestin, telle que toute la portion herniée semble avoir été détruite par la gangrène. Du côté de la face péritonéale, l'intestin enlevé, apparaît le collet du sac circulaire, admettant difficilement l'extrémité du petit doigt. La dissection montre qu'il siége immédiatement en dehors du bord falciforme du ligament de Gimbernat, en dedans des vaisseaux fémoraux, au-dessous du ligament rond et de l'orifice interne du canal inguinal. — L'étranglement semble produit par le bord externe du ligament de Gimbernat ; en effet, en portant le doigt au collet, on sent une arête mobile en dedans, puis, lorsqu'il a pénétré dans le sac lui-même, on ne sent pas d'obstacle au niveau de l'anneau que forme le fascia cribriforme ; de plus, après avoir isolé le sac, on ne voit qu'un léger épaississement au niveau de l'étranglement, sans bride, et il ne s'oppose nullement à l'introduction du doigt.

Ce n'est pas à propos du siége de l'étranglement que M. Després donne cette observation ; il l'a intercalée dans le chapitre du *Diagnostic des complications de la hernie crurale,* et la donne comme un exemple de ces cas dans lesquels il est difficile d'établir s'il il y a inflammation ou étranglement. Qu'il y ait eu inflammation, la chose est possible ; mais bien certainement il y a eu étranglement ; et celui-ci, ainsi que cela résulte des détails précis de l'autopsie, a été produit par le ligament de Gimbernat.

Obs. XIV (1). Femme de quarante-cinq ans. Dans la soirée du 20 mars, tumeur apparaissant pour la première fois au pli de l'aîne. Vomissements bilieux. Purgatif, lavement, bain.

25. Les vomissements continuent, mais l'état général ne paraît pas alarmant. Selles déterminées par un lavement purgatif.

26. Nouvelle évacuation provoquée peu abondante.

27. Tumeur légèrement douloureuse. Selle spontanée.— Le soir, agitation, nausées, hoquet, crampes. Mort dans la nuit.

Autopsie. — Intestin d'un rouge brunâtre, enflammé dans le sac. — L'abdomen ouvert, on trouve des matières épanchées dans sa cavité. On voit, en soulevant le bout supérieur, qu'il présente des adhérences molles avec le pourtour du sac. Le bout inférieur est appliqué contre le bord tranchant du ligament de Gimbernat et présente au point de contact une ulcération demi-circulaire. — C'est sur le bord du ligament de Gimbernat qu'a dû se produire la section de l'intestin, qui est complète. D'ailleurs l'orifice du fascia cribriforme est presque remonté, et pourrait, ajoute l'auteur, avoir contribué à cette section.

M. Chassaignac (2), qui a vu la pièce, n'a pas hésité à attribuer l'étranglement au ligament de Gimbernat, et il a expliqué l'ulcération par la saillie en arête vive

(1) Société anatomique, 1863, p. 195. M. Duguet.
(2) Société anatomique ; même indication et mémoire (Gazette médicale, 1863).

de ce ligament, sur lequel l'intestin coudé a dû éprou-
ver une forte pression.

II

Observations inédites.

Obs. XV (1). Baillou (Bernardine), soixante-neuf ans,
journalière, entrée à l'infirmerie de la Salpêtrière le 9 juillet 1867, salle Sainte-Cécile, n° 4.

A son entrée on constate une démence sénile avec agitation excessive. Carcinome du sein datant de plusieurs années. Toux persistante avec amaigrissement ; induration de
deux sommets, surtout à droite.

Depuis l'entrée jusqu'au 13 septembre, la démence et l'a-
gitation continuent ; cette femme maigrit considérablement.
Le cancer s'ulcère. Depuis trois jours elle a des vomissements bilieux ; c'est alors qu'en explorant la région crurale
on constata la présence d'une petite hernie, sur laquelle
l'attention n'avait pas jusque-là été attirée. On la transporte
en chirurgie, où nous la trouvons dans l'état suivant :

Soir, six heures et demie. Le pouls ne peut être compté ;
mains froides, cyanose, râle trachéal ; collapsus profond ;
vers les commissures labiales, matières bilieuses et alimentaires. Abdomen tendu. — En présence de ces symptômes,
l'opération ne peut être tentée.

Mort à huit heures du soir.

Autopsie. — En disséquant la région inguino-crurale, on
trouve un tissu cellulaire contenant de nombreux ganglions ;
il est aréolaire et recouvre une tumeur du volume d'une
grosse noix. D'autre part, après avoir ouvert la cavité abdominale, on voit l'intestin s'enfoncer dans la fossette cru-

____

(1) Due à mon ami et collègue Quinquaud.

rale; en décollant le péritoine avec précaution, on sent très-bien un orifice étroit qui pince l'intestin ; cet orifice est circonscrit par le ligament de Fallope et celui de Gimbernat : c'est bien l'orifice de l'infundibulum.

Mais revenons à la partie externe. Après avoir enlevé les ganglions et le tissu connectif, qui nous paraît être le fascia cribriforme, nous sentons avec le doigt, *profondément*, une constriction occupant la même position que l'anneau crural et offrant les mêmes rapports; ce dont on peut s'assurer très-bien avant et après l'ouverture du sac herniaire. Une fois l'incision de l'anneau faite, la réduction de la hernie fut très-facile.

L'intestin porte sur le contour de l'étranglement une eschare grisâtre très-friable. Le sillon est très-apparent; par l'insufflation on constate deux petites ouvertures. Le reste de l'anse est d'un rouge noirâtre, sans autre perforation.

Dans la cavité abdominale, péritonite généralisée.

Obs. XVI (1). Mondolot, soixante-neuf ans, journalier, entré le 14 juin 1868, salle Saint-Christophe, 33, service de M. Panas, hôpital Saint-Antoine.

Bonne santé habituelle, quoique très-maigre. Porte depuis plusieurs années une petite tumeur à la racine de la cuisse droite. Jamais d'accidents. N'a pas porté de bandage.

Le 12 juillet au soir, sans cause connue, quelques nausées suivies de vomissements, d'abord alimentaires, ensuite bilieux. Les vomissements ont continué le 13 et le 14, et pendant ce temps la hernie est demeurée douloureuse. N'est pas allé à la selle depuis le début des accidents. L'interne de garde diagnostique une hernie crurale irréductible ; essaye inutilement le taxis; lavement purgatif; cataplasme sur la tumeur.

15 au matin. Vomissements continuent; ils sont fécaloïdes; pas de selles; tumeur de l'aine douloureuse. Facies

____
(1) Personnelle.

bon; langue foncée, mais humide; pouls bat bien, 80. Le ventre n'est ni ballonné ni douloureux. Quant à la tumeur, elle a le volume d'une noix, elle est régulière, bien délimitée des tissus circonvoisins; elle est située au-dessous du ligament de Fallope, à la face interne des vaisseaux cruraux; séparée de la surface de la peau par une couche de tissu adipeux très-peu épaisse; élastique à la palpation; sonore à la percussion. Taxis sans succès. Bain prolongé, une bouteille d'eau de Sedlitz.

A midi, l'état local n'avait pas changé; le pouls avait acquis un peu de fréquence, la langue se séchait. La bouteille d'eau de Sedlitz a été vomie. 2 gouttes d'huile de croton.

A trois heures, l'interne de garde avait constaté de nouveaux vomissements; point de selles.

A cinq heures, à ma visite du soir, je trouve le malade dans la prostration; langue sèche; le pouls était devenu petit et battait 120. En somme, les symptômes généraux avaient marché avec rapidité; je fis prévenir mon chef de service.

M. Panas vint à neuf heures du soir, et, me rendant avec lui près du malade, je fus frappé de la rapidité effrayante des symptômes généraux : face complétement grippée, yeux excavés, langue complétement sèche; pouls très-fréquent et presque imperceptible; extrémités cyanosées.

Malgré cet état, M. Panas n'hésita pas à employer le chloroforme; le malade anesthésié, M. Panas essaya à son tour le taxis, mais inutilement. Il procéda immédiatement à l'opération.

Un pli vertical étant fait à la peau, incision transversale des téguments; le sac, étant isolé dans une certaine étendue, est ouvert en dédolant; on agrandit l'ouverture sur la sonde cannelée; pas une goutte de liquide dans sa cavité; anse intestinale de la grosseur d'un marron, d'un violet foncé, exempte d'adhérences.

M. Panas cherche l'étranglement, il lui paraît être au niveau de l'anneau crural; débridement du ligament de Gimbernat; l'anse, un peu attirée au dehors, ne présente pas d'éraillure; on la réduit. La réduction faite, le doigt sent très-bien, immédiatement au delà de l'anneau constricteur, qu'il est dans le ventre. Suture de la plaie. Pelote et bandage de diachylon; spica avec une longue bande. Réchauffer le malade; potion cordiale, acétate d'ammoniaque, 4 grammes.

Le malade meurt à une heure du matin, sans qu'il se soit manifesté la moindre réaction.

Autopsie.— Pas de trace de péritonite; pas de tympanite. A 80 centimètres du duodénum, anse d'intestin longue de 5 à 6 centimètres, noire, rétrécie à ses extrémités, sans éraillure sur aucune de ses deux surfaces, notablement augmentée d'épaisseur. Pas la moindre matière stercorale dans toute la hauteur du tube digestif.

Le sac est très-mince dans toute son étendue, souple, extensible, aussi bien au niveau du collet qu'en tout autre point, et glissant bien facilement sur l'anneau. Le ligament de Gimbernat a été nettement sectionné. On ne retrouve pas le fascia cribriforme.

Obs. XVII (1). Femme âgée portant une hernie crurale depuis plusieurs années. Étranglement; opération le troisième jour. Le sac étant à découvert, on procède à la découverte de l'étranglement; celui-ci paraît être dû à l'anneau crural, et c'est surtout le ligament de Gimbernat qui, par son arête vive et tranchante, paraît produire cette constriction d'une manière violente; le bistouri de Cooper est porté en haut et en dedans sur ce ligament; on l'incise; la réduction se fait sans difficulté. La malade a succombé.

Autopsie. — L'incision a porté d'une manière manifeste

(1) Due à M. Panas.

sur le ligament de Gimbernat : collet souple, extensible, non adhérent.

Obs. XVIII. Un autre cas, absolument semblable au précédent, s'est offert à la pratique de mon maître M. Panas ; il m'a affirmé que dans ce cas encore, dans le courant de l'opération, il était persuadé débrider le ligament de Gimbernat. La mort ayant eu lieu, l'autopsie a prouvé que c'était bien encore l'anneau crural qui avait opéré la constriction.

Obs. XIX (1). Gallié (Thérèse), quarante-sept ans, entrée le 31 juillet 1868, salle Sainte-Marthe, n° 68, service de M. Guérin, hôpital Saint-Louis.

Hernie crurale depuis huit ans ; portait un bandage ; pas d'accident jusqu'à cette époque. Sa profession l'obligeait depuis quelques jours à des efforts assez fréquents, et depuis le même temps la tumeur était devenue douloureuse ; elle s'est aperçue, la veille de l'entrée, que la hernie avait passé sous le bandage ; coliques violentes ; vomissements, alimentaires d'abord, puis bilieux. Tentatives inutiles de taxis.

A son entrée, les vomissements avaient continué ; il n'y avait pas eu de garde-robes. M. Guérin chloroforme la malade et tente la réduction sans succès. Opération : le sac, qui est très-rapproché de la surface cutanée, est mis à nu ; il est dur et tendu ; le doigt, porté sur le pédicule, fait reconnaître une constriction énergique au niveau de l'anneau crural ; avec le bistouri concave boutonné, petites incisions multiples en haut et en dedans. Une légère pression sur le sac herniaire réduit facilement l'intestin. Suture de la plaie. Amélioration progressive. Guérison. Sortie le 5 septembre.

Obs. XX (2). Femme de cinquante-deux ans, entrée le 26 avril 1869, salle Sainte-Marthe, n° 69, service de M. Guérin, hôpital Saint-Louis.

Hernie crurale droite survenue, il y a douze ans, pendant

(1) Communiquée par mon collègue et ami Landrieux.
(2) Communiquée par mon collègue et ami Demeules.

un effort. Portait un bandage, mais avait des douleurs abdominales fréquentes. Étranglement le 25 avril, à la suite d'un mouvement forcé. Coliques. Suspension de selles, vomissements qui ne tardent pas à devenir fécaloïdes. Facies abdominal; voix affaiblie, plaintes fréquentes. Taxis inutile.

Opération le jour même de l'entrée. Le sac est mis à nu; le doigt, allant à la recherche de l'étranglement, reconnaît l'anneau, qui est incisé sans ouverture du sac. Réduction. A midi, garde-robes abondantes.

27. Symptômes de péritonite, qui continuent le lendemain jusqu'au soir. Mort.

Autopsie. — Le sac est intact. L'anneau a été nettement et assez largement incisé. Anse d'intestin longue de 8 à 10 centimètres, d'un rouge violacé; au niveau d'un rétrécissement, ulcération du péritoine; cette ulcération ne s'étend pas aux couches sous-jacentes.

Quelques adhérences entre les intestins. Une petite quantité de sérosité purulente. Ballonnement énorme de tout l'intestin.

Obs. XXI (1). Malade entré dans le service de M. Axenfeld le 25 juin 1869, pour des accidents saturnins. Le 4 juillet, après quelques fatigues, il ressentit des coliques assez violentes.

5. Les coliques continuent; pas de selles, vomissements. Le malade ne donne aucun renseignement sur son état; on soupçonne un nouvel accès de colique de plomb.

6. Les accidents continuent; on interroge le malade au point de vue d'une hernie possible; il dit qu'il y a en effet plusieurs années qu'il a une hernie au côté gauche, mais qu'il ne souffre pas de ce côté. Dans la journée, les vomissements deviennent fécaloïdes.

7. Le ventre est ballonné, le pouls fréquent, le malade prostré; il n'y a pas eu de garde-robe; les vomissements fécaloïdes ont continué. M. Axenfeld fait prier M. Richard

(1) Communiquée par mon collègue et ami Béhier.

de voir le malade. M. Richard se décide à l'opération. Incision cruciale des téguments; le sac, disséqué en partie,
est ouvert. En recherchant le siége de l'étranglement, qui
paraît être nettement au niveau de l'anneau crural, il sort
quelques matières par une ulcération correspondant au ligament de Gimbernat. L'intestin est laissé en place. Mort dans
la journée.

Autopsie. — Mon collègue Béhier a bien voulu me l'aban-
donner complétement; je la fais le lendemain, vingt-quatre
heures après la mort.

L'abdomen étant ouvert, on voit que l'anse étranglée correspond à peu près à la moitié de la hauteur de l'intestin
grêle; toute la partie supérieure est distendue par des gaz;
l'inférieure, au contraire, est complétement affaissée. Avant
de rien enlever, je m'assure de la position de l'ulcération;
elle correspond exactement au bord tranchant du ligament
de Gimbernat; elle appartenait au bout inférieur; cependant, soit à cause des tiraillements qui ont pu avoir lieu
dans le courant de l'opération, soit pour toute autre cause,
la partie ulcérée se voit mieux du côté externe que du côté
abdominal. Je coupe l'intestin à une dizaine de centimètres
au-dessus et au-dessous de la partie herniée; les deux bouts
de l'intestin sont ainsi vidés de gaz; alors, saisissant la partie
étranglée, qui ne m'avait paru s'engager qu'avec difficulté
de dehors en dedans, j'attire le tout de dedans en dehors;
les parties supérieures et inférieures à l'étranglement, qui
sont saines, viennent sans la moindre difficulté.

La partie étranglée est longue de 5 centimètres environ,
limitée par deux rétrécissements bien marqués. Sur l'inférieur se trouve une ouverture ovalaire figurant une perte
de substance ayant à peu près les dimensions d'une pièce
de dix sous. Point d'autre ulcération à la surface séreuse ni
à la surface muqueuse; l'épaisseur de l'anse est doublée; elle
est noire; du sang paraît infiltré entre les éléments de la

couche musculaire. — La cavité de la partie étranglée contenait quelques matières teintées en rouge violacé.

Le sac, avec le tissu cellulo-fibreux qui le double, n'a pas un demi-millimètre d'épaisseur; il offre une coloration foncée; au niveau de l'anneau il ne présente pas de plis; son épaisseur n'y est pas augmentée; il glisse facilement sur les parties sous-jacentes.

En mettant le doigt dans l'anneau du côté de l'abdomen, je peux introduire une partie de la portion unguéale de l'index, mais pas davantage, et ce qui oppose le plus de résistance est la partie interne de l'anneau, qui a tous les caractères du ligament de Gimbernat, sur lequel d'ailleurs le sac glisse assez bien.

Le doigt étant introduit de dehors en dedans : je traverse un premier anneau, à bords très-minces, mais flexibles et mous, et je ferais certainement franchir à cet anneau une grande partie du doigt, si je n'étais immédiatement arrêté par un deuxième anneau, qui est précisément celui que j'avais tout d'abord trouvé en engageant mon doigt du côté de l'abdomen. Je reconnais encore ici très-bien le ligament de Gimbernat.

Ces deux anneaux sont séparés l'un de l'autre par un intervalle de 5 à 6 millimètres, intervalle à peine plus grand en arrière qu'en avant. Le rapport de leurs diamètres est environ de 2 à 3.

Je dissèque complétement le sac par sa partie la plus extérieure, et je le trouve étalé à la partie inférieure du fascia cribriforme, qui forme en haut l'anneau le plus large, le plus extérieur, celui dont les bords sont les plus souples.

Je dissèque ensuite le sac du côté abdominal, à la partie interne, et ayant ainsi mis à nu le ligament de Gimbernat, j'incise ce ligament dans toute sa longueur, sans toucher au sac. Alors, introduisant de nouveau mon doigt dans le sac, je constate que le resserrement causé par l'anneau crural a disparu, et le collet se distend sans se déchirer.

CHAPITRE V

ÉTRANGLEMENT PAR LE COLLET DU SAC.

Je n'ai parlé, dans le courant de ma thèse, que de l'étranglement par l'anneau crural. Mais l'étranglement peut encore avoir lieu au même niveau par le collet du sac. Voilà encore une proposition qui n'a pas cours en chirurgie. On avait dit que le collet était rare dans la hernie crurale, et que quand il se produisait, on le voyait toujours se former au niveau d'un orifice agrandi et transformé du fascia cribriforme.

Mais s'il est vrai, comme l'a exposé M. Demeaux (1), que pour qu'il se forme, le péritoine sorti de l'abdomen doit prendre un point d'appui sur un cercle plus ou moins rigide, à la circonférence interne duquel il se modèle et s'organise ; s'il est vrai, comme j'ai cherché à l'établir, que l'anneau crural est toujours d'une résistance marquée ; que dans certains cas cet orifice est le seul à travers lequel passe la hernie, et que quand l'intestin a franchi deux anneaux, l'anneau crural normal peut être le plus étroit et le plus résistant, ne comprend-on pas qu'il puisse, au niveau de sa face interne, s'organiser un collet comme partout ailleurs ? et ce collet, une fois formé, ne peut-il pas à son tour jouer le rôle d'agent constricteur ? Cependant, je le reconnais, une telle disposition doit être

(1) Recherches sur l'évolution du sac herniaire. Demeaux, 1842.

rare, car je n'en ai trouvé que deux exemples bien précis, qui sont consignés dans les *Bulletins de la Société anatomique*. Je les rapporte ici en les faisant suivre d'une troisième observation inédite qu'a bien voulu me donner M. le professeur Dolbeau avec une note manuscrite que j'ai déjà mise à profit (1).

Obs. XXII (2). Hernie crurale étranglée; opération, incision de l'anneau crural. Mort. Autopsie : on trouve l'anneau crural incisé; mais le collet qui s'est organisé à son niveau, et qui a été également incisé, était épaissi et résistant. L'auteur lui rapporte la cause de l'étranglement.

Obs. XXIII (3). Hernie crurale étranglée. Opération le dixième jour. Incision des téguments. Petite tumeur noirâtre, molle et peu tendue. Après avoir débridé en haut et en dedans, on réduit aisément et l'on sent vers l'abdomen un orifice fibreux circulaire, très-petit. Mort.

La pièce est disséquée par M. Legendre, qui s'assure que l'on était en présence d'une hernie crurale en dehors du ligament de Gimbernat. L'étranglement paraît avoir été produit, au moins en grande partie, par le collet du sac qui répond au pourtour de l'anneau crural, et non par le fascia cribriforme, qui n'avait pas été traversé. La partie étranglée n'occupe pas tout le pourtour de l'intestin.

Obs. XXIV (4). Mar..., cinquante et un ans, portant depuis dix ans une hernie crurale gauche irréductible, survenue à la suite d'un effort. La tumeur était recouverte d'un mauvais bandage.

Dimanche, sans cause connue, vomissements; la tumeur augmente de volume et devient douloureuse. Tentatives de taxis.

(1) Voy. p. 36.
(2) Société anatomique, 1848. M. Morel.
(3) Société anatomique, 1859. M. Millard.
(4) Inédite, due à M. le professeur Dolbeau.

Lundi, les accidents continuent; pas de selles depuis samedi.

Mardi, pas de nouveaux vomissements, mais pas de selles; lavement purgatif suivi d'une évacuation abondante.

Mercredi, purgatif; dans la soirée, les vomissements reparaissent, les garde-robes manquent.

Jeudi, on constate l'état suivant : dans le pli de l'aine gauche, tumeur de la grosseur d'un œuf de pigeon, oblique en bas et en dedans, dure et ferme au toucher, à peine douloureuse, présentant, perpendiculaire à la cuisse, un pédicule situé en dedans des vaisseaux fémoraux. La toux communique une certaine impulsion à toute la masse. Il y a lieu de croire que l'étranglement est la cause de tous les accidents. L'opération est faite immédiatement. La peau incisée, on voit entre les lèvres de la plaie une masse graisseuse simulant l'épiploon; mais le chirurgien coupe sans hésiter et arrive sur une membrane lisse bleuâtre : c'est le sac. Ce sac ponctionné, un peu de liquide s'écoule, puis on ouvre largement. Les parois du sac sont ensuite tirées en dehors et dans divers sens, ce qui permet de voir l'intestin et le point étroit qui étrangle. Un léger débridement se fait en haut et en dehors, et la réduction se fait facilement.

Vendredi, la malade va bien; un purgatif a déterminé plusieurs selles. Mais dans la soirée, notre opérée présenta tous les signes d'un choléra foudroyant (l'épidémie régnait en ce moment à Paris), et en moins de deux jours elle avait cessé de vivre.

Autopsie. — Du côté du ventre, pas la moindre trace de péritonite. On trouve l'intestin encore très-rouge, présentant un cercle de constriction très-évident, mais le tout en bonne voie de résolution. Vers le pli de l'aine et toujours du côté du ventre, on voit un orifice qui permet l'introduction du bout du doigt; en haut en dehors de la circonférence, on voit les traces du débridement, qui porte sur un collet contenu en quelque sorte dans la cavité abdominale.

La dissection de la hernie permet de constater les détails suivants : au-dessous de la peau, on trouve deux fascia un peu graisseux, puis vient le sac recouvert de cette masse graisseuse, déposée à sa surface externe et qu'il a fallu couper pour arriver sur la séreuse. Ce sac est situé immédiatement au-dessous du ligament de Fallope, au-dessus de l'embouchure de la saphène, au-devant du fascia pectinéal, en dedans des vaisseaux fémoraux, en dehors du ligament de Gimbernat, qui est parfaitement intact. Il est facile de constater plusieurs pelotons adipeux qui existent au niveau de l'anneau crural, surtout entre le collet du sac et les vaisseaux de la cuisse. Quant au fascia cribriforme, impossible de le trouver, quoique la dissection ait été attentive.

Je place à la suite de ces trois observations le fait suivant, qui est dû à M. Verneuil, parce que ce chirurgien pense que, dans ce cas, l'étranglement a été fait par le collet uniquement. Quoique le collet ait été trouvé assez large, la chose est fort possible, car il a pu arriver que, dans une manœuvre spéciale rapportée plus loin, ce collet ait été violemment distendu et ait, par conséquent, perdu l'étroitesse qui a pu, elle seule, provoquer la compression intestinale. Mais, quoi qu'il en soit, l'étranglement n'a pas été, à coup sûr, provoqué par le fascia cribriforme, puisque celui-ci n'a pas été retrouvé ; et que ce soit au collet ou à l'anneau crural qu'il soit dû, le cas de M. Verneuil n'est pas déplacé dans ma thèse :

Obs. XXV (1). Femme de quarante ans. Hernie crurale survenue très-rapidement. Symptômes d'étranglement. Ten-

(1) Moniteur des hôpitaux, 14 mai 1857. M. Verneuil.

tatives de taxis inutiles. Lavement de tabac, sangsues ; tout cela en vain. Kélotomie ; sac contenant beaucoup de liquide ; on l'ouvre. Anneau constricteur peu serré (on peut passer une sonde cannelée entre lui et l'intestin). Débridement extrêmement limité. Réduction.

Pendant le pansement, des matières fécales s'échappent par la plaie. Le doigt introduit dans l'abdomen ne peut ramener l'anse.

Péritonite. Mort.

Autopsie. — Péritonite généralisée. Anse herniée présentant deux sillons demi-circulaires bien marqués sur le bord opposé au mésentère. Au bout supérieur, où il est plus net, perforation de 10 à 12 millimètres ; ses bords sont ramollis, pulpeux ; odeur gangréneuse.

Le pédicule a le volume du petit doigt ; en rapport avec l'arcade de Fallope et le ligament de Gimbernat. « *Aucun anneau complet formé par le fascia cribriforme ne l'entoure, et, malgré l'extrême attention que j'ai apportée à rechercher cet anneau, il m'a été tout à fait impossible d'en retrouver le moindre vestige.* Il avait totalement disparu. Quelle était la cause de l'étranglement ? Etait-ce l'anneau crural supérieur, l'arcade crurale, le ligament de Gimbernat ? Pas davantage. L'incision n'a pas même atteint la plus extérieure des deux couches qui entrent dans la constitution du pédicule. L'instrument a seulement divisé le péritoine, c'est-à-dire le collet du sac : c'était donc lui qui étranglait la hernie. Mais la preuve absolue fait défaut, parce qu'ayant introduit le doigt dans ce collet et l'ayant violemment dilaté pour aller chercher l'intestin grêle, j'ai agrandi l'ouverture, qui actuellement, sur la pièce disséquée, est plissée et déplissable, c'est-à-dire ne figure pas un anneau constricteur susceptible d'étrangler circulairement l'anse intestinale. »

CONCLUSIONS.

1° L'étranglement des hernies crurales peut avoir lieu de plusieurs manières.

2° Les deux agents d'étranglement les plus fréquents de ces hernies sont : un anneau accidentel formé par le fascia cribriforme et l'anneau crural normal.

3° Ce dernier mode d'étranglement, en particulier, n'est pas irrationnel ; il est possible. Il a été observé d'une manière incontestable un certain nombre de fois.

4° Un collet peut se former au niveau de l'anneau crural et devenir, lui aussi, agent contricteur d'une hernie.

Pour que ce travail fût complet, il faudrait pouvoir résoudre la question suivante : *Quel est celui des deux anneaux qui produit le plus souvent l'étranglement ?* Il est maintenant impossible d'y répondre d'une manière précise. Pour donner une bonne solution de ce problème, il faudrait posséder un nombre considérable d'observations recueillies sans aucun esprit de parti. Ce ne sera donc qu'avec une statistique dressée par des chirurgiens dégagés de toute espèce de théorie, admettant que l'un et l'autre cas peuvent se présenter, et qui auront la conviction d'avoir bien observé, que l'on pourra établir une juste proportion.

TABLE DES MATIÈRES

Paris. — Typographie HENNUYER ET FILS, rue du Boulevard, 7